# शूकर पालन की वैज्ञानिक विधि

# शूकर पालन की वैज्ञानिक विधि


संकलनः

**डॉ. अखिलेश पाण्डेय**

सहायक प्रध्यापक

पशु चिकित्सा एवं पशुपालन महाविद्यालय, जबलपुर (म. प्र.)

**डॉ. योगिता पाण्डेय**

सहायक प्रध्यापक

पशु चिकित्सा एवं पशुपालन महाविद्यालय, जबलपुर (म. प्र.)

**डॉ.राहुल शर्मा**

पशु चिकित्सा विस्तार अधिकारी

पशु चिकित्सा एवं पशुपालन विभाग, (म. प्र.)

**डॉ. शिवांगी शर्मा**

शिक्षण सहायक

पशु चिकित्सा एवं पशुपालन महाविद्यालय, जबलपुर (म. प्र.)


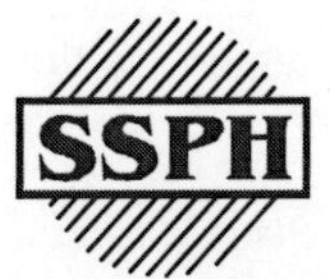



**सतीश सीरियल पब्लिशिंग हाउस**

403, एक्सप्रेस टॉवर, वाणिज्यिक परिसर, आजादपुर, नई दिल्ली–110033

दूरभाषः 011–27672852 फेक्सः 91–11–27672046

ईमेलः info@satishserial.com, hkjain1975@yahoo.com

वैबसाईटः www.satishserial.com

*Published by :*

**SATISH SERIAL PUBLISHING HOUSE**

403, Express Tower, Commercial Complex, Azadpur, Delhi-110033 (INDIA)
Phone : 011-27672852 Fax : 91-11-27672046
E-mail : info@satishserial.com, hkjain1975@yahoo.com



ISBN 978-93-88020-29-9



Composed, Designed & Printed in India

# अनुक्रमणिका

## प्रथम संस्करण की भूमिका

आज इस पुस्तक का प्रथम संस्करण आप सभी के समक्ष रखते हुए हम अत्यंत हर्ष का अनुभव कर रहे हैं। प्रस्तुत पुस्तक ''शूकर पालन की वैज्ञानिक विधि'' न सिर्फ विषय विशेषज्ञ पशु चिकित्सकों को लाभदायक सिद्ध होगी, अपितु यह शूकर पालन कर रहे पशुपालकों एवं शूकर पालन प्रारंभ करने की इच्छा रखने वाले पशुपालकों के लिए भी इसके सरल हिन्दी भाषा में होने के कारण उपयोगी सिद्ध होगी। पुस्तक में शूकरों की शारीरिक रचना, कार्यिकी, प्रमुख नस्लों, शूकर पालन प्रबंधन, शूकर पोषण, शूकर नस्ल सुधार, शूकरों को प्रायः होने वाली बीमारियों एवम् उनकी रोकथाम व निदान हेतु आवश्यक तथ्यों का विस्तारपूर्वक सरल एवं सुगम्य भाषा में वर्णन किया गया है।

प्रस्तुत पुस्तकों के लेखकगणों में डॉ. अखिलेश पाण्डेय (M.V.Sc.& A.H., Ph.D.(Animal Genetics & Breeding) वर्तमान में सहायक प्राध्यापक के पद पर पशु चिकित्सा एवं पशुपालन महाविद्यालय, नानाजी देशमुख पशु चिकित्सा विज्ञान विश्वविद्यालय, जबलपुर में कार्यरत हैं।

डॉ. योगिता पाण्डेय M.V.Sc. (Veterinary Anatomy) वर्तमान में पशु चिकित्सा एवं पशुपालन महाविद्यालय नानाजी देशमुख पशु चिकित्सा विज्ञान विश्वविद्यालय, जबलपुर (म.प्र.) में सहायक प्राध्यापक के पद पर कार्यरत हैं।

डॉ.राहुल M.V.Sc. & A.H. (Animal Nutrition) वर्तमान में पशुपालन विभाग में पशु चिकित्सा विस्तार अधिकारी के पद पर शासकीय पशु चिकित्सालय, रीठी, जिला–कटनी (म.प्र.) में कार्यरत हैं।

डॉ. शिवांगी शर्मा M.V.Sc. & A.H. (Veterinary Medicine) वर्तमान में टीचिंग एसोसिएट के रूप में पशु चिकित्सा एवं पशुपालन महाविद्यालय, नानाजी देशमुख पशु चिकित्सा विज्ञान विश्वविद्यालय, जबलपुर में कार्यरत हैं।

# विषय–सूची

अध्याय 1

# शूकर पालन का महत्व

फार्म पशुओं में शूकरों का विशेष महत्व है, क्योंकि यह पशु फार्म पर उत्पादित तथा फूड प्रोसेसिंग से बचे हुये ऐसे खाद्य पदार्थों को, जिनका उपयोग मनुष्य तथा अन्य फार्म पशु नहीं कर सकते, उपयोग में ला करके उन्हें अधिक स्वादिष्ट प्रोटीन एवं वसा में परिवर्तित कर मनुष्य के लिये उपयोगी बनाते हैं। ये पदार्थ मनुष्य के स्वास्थ्य, बीमारियों से बचाने तथा प्रजनन व वृद्धि के लिये उपयोगी होते हैं। प्रकृति में गाय, भैंस, भेड़, बकरी इत्यादि मुख्य रूप से सैलूलोज युक्त पदार्थ का उपयोग कर जैविक पदार्थों का उत्पादन करते हैं। कुत्ता इत्यादि मुख्य रूप से कैल्शियम और प्रोटीन के सहारे जीवित रहते हैं, जबकि मनुष्य का कार्बोहाइड्रेट, प्रोटीन (पशु प्रोटीन एवं वनस्पति प्रोटीन) एवं वसा तीनों की आवश्यकता होती है, जबकि शूकरों का मुख्य भोजन स्टार्च है, जैसे मक्का, आलू, सीरा, चावल इत्यादि तथा प्रोटीन बनाने के लिये इनको ट्रिपटोफेन एमिनो एसिड अति आवश्यक है। ये सभी तत्व शूकर आहार हेतु सस्ती दरों पर उपलब्ध हो जाते हैं।

फार्म पशुओं में गाय–भैंस प्रतिवर्ष अपनी संख्या का 0.7–1.0 गुना तक बढ़ती है, जबकि बकरी और भेड़ अपनी संख्या का 2.5 गुना तक बढ़ती है परन्तु शूकर अपनी संख्या का 8.0 गुना तक बढ़ता है। 1.2 किलोग्राम का शूकर का नवजात बच्चा केवल नौ महीने में 100 कि. ग्रा. के करीब हो जाता है अर्थात शूकर उत्पत्ति के समय से 9–10 महीने में अपने वजन का 90–100 गुना बढ़ता है। गाय–भैंस का 30 किलोग्राम का बच्चा 9–10 महीने में केवल 6 गुना ही भार में वृद्धि दर्शाता है। कहने का आशय यह है कि शूकर अपने वजन का 100 गुना नौ से दस माह में बढ़ता है, जबकि गाय–भैंस, बकरी एक साल में 6 गुना बढ़ती है। इस प्रकार मांस उत्पादन की दृष्टि से शूकर उत्पादन का मनुष्य को पौष्टिक भोजन प्राप्त कराने में एक विशेष महत्व है।

यदि हम शूकर पालन की तुलना मुर्गी अथवा खरगोश से करें तो हमें ज्ञात होगा कि मुर्गी अपनी संख्या का 150 गुना तक प्रतिवर्ष की दर से, खरगोश 80 गुना तक प्रतिवर्ष की दर से बढ़ते हैं परन्तु इन दोनों पशुओं में रख–रखाव, देखभाल और धन की काफी आवश्यकता है, इसके साथ–साथ ये पशु बिना प्रोटीनयुक्त दाने के नहीं पाले जा सकते हैं, अर्थात इन पशुओं का दाना–पानी, रख–रखाव प्रबन्धन इत्यादि एक साधारण किसान के लिये संभव नहीं है। शूकर पालन हेतु साधारणतः उपलब्ध शर्करायुक्त भोजन ही चाहिये।

रख–रखाव की दृष्टि से शूकर एक ऐसा पशु है जिसको किसी विशेष आवास और उपकरणों की आवश्यकता नहीं होती। यह पशु 10 सें.ग्रे. से 30 सें.ग्रे. तक के तापक्रम को भली–भाँति सहन कर सकते हैं और इनकी बीमारियों की प्रतिरोधक क्षमता भी अत्यधिक होती है। एक गाय अथवा भैंस को रखने के लिये 100 वर्ग फुट भूमि की आवश्यकता होती है। जबकि एक शूकर के लिये केवल 60 वर्ग फुट भूमि की आवश्यकता होती है।

शूकर एक ऐसा फार्म पशु है जो कि कम से कम धन लगवाकर अधिक से अधिक लाभ निर्धन पशुपालकों को प्राप्त करा सकता है।

किसी जनसंख्या को स्वस्थ रहने के लिये 15 किलोग्राम प्रोटीन मांस की प्रतिवर्ष आवश्यकता होती है, जबकि अपने देश में केवल 5 किलोग्राम प्रोटीन प्रतिवर्ष की उपलब्धि है जिसमें से 54 प्रतिशत मांस भैंस व बैल से, 14 प्रतिशत मांस मुर्गियों से तथा 7 प्रतिशत मांस की प्राप्ति शूकरों से होती है। दुनिया में सबसे अधिक मांस शूकर से ही प्राप्त होता है।

जापान विश्व में सबसे अधिक शूकर का मांस आयात करता है। भारत में लगभग 12.8 मिलियन शूकर हैं जिनमें सुनियोजित प्रकार से रख–रखाव, प्रजनन और मांस पैकिंग की विधि को अपनाकर मांस का निर्यात किया जा सकता है। अतः भारत के शूकर पालन प्रशिक्षण की अत्यधिक आवश्यकता है। भारत में पंतनगर, केरल तथा उत्तर–पूर्वी राज्यों से इसकी पहल की जा रही है।

शूकर पालन का भूमिहीन आदिवासियों के विकास एवं आय वृद्धि में तथा ग्रामों में बेरोजगारी को हटाने में उपयोग कर सकते हैं और ऐसे खाद्य पदार्थों को, जो कि मनुष्य जाति के लिये खाने योग्य नहीं हैं, शूकर पालन में लगाकर उपयोगी सिद्व किया जा सकता है।

हमारे देश में शूकर पालन का इसलिये भी अधिक महत्व है, क्योंकि यहाँ शूकर मांस खाने वाले लोगों की संख्या काफी है। शूकर से अल्प समय में बहुत अधिक मांस उत्पादित किया जा सकता है, क्योंकि यह एक साथ कई बच्चे पैदा करने वाला पशु है और शूकर की शरीर वृद्धि दर भी अधिक तेजी से होती है। देश के कई भाग, जैसे केरल, पंजाब, आसाम, नागालैंड, अरुणाचल प्रदेश और दिल्ली में शूकर के मांस की बहुत अधिक मांग है। इसके अतिरिक्त विदेशों में भी शूकर मांस चाव से खाया जाता है। बड़े शहरों के आधुनिक होटलों में शूकर मांस की आपूर्ति के लिये दूर–दूर से शूकर लाये जाते हैं। अभी हमारे देश में मांग के अनुपात से मांस की आपूर्ति नहीं हो पा रही है। शूकर का बड़े पैमाने पर व्यवस्थित रूप से उत्पादन होना चाहिये किन्तु सामाजिक कारणों से शूकर पालन उद्योग पिछड़ा रहा है। शूकर मांस की बढ़ती हुई मांग के कारण अब कुछ लोग उच्च स्तर पर शूकर पालन कर अधिक धन कमाना चाह रहे हैं। आज देश में बढ़ते शूकर पालन के निम्न प्रमुख कारण हैं–

1. देश का कृषि के क्षेत्र में आत्मनिर्भर होना जिससे शूकर सहित अन्य पशुओं हेतु राशन की पर्याप्त उपलब्धता बढ़ी है।
2. देश की बड़ी जनसंख्या का मांसाहारी भोजन की ओर झुकाव।
3. शूकर मांस का स्वादिष्ट होना।
4. होटल व बड़े भैंस आदि के शेष बचे उत्पादों का शूकर पालन में ही उचित उपयोग होता है। इसके कारण बड़े शहरों व मिलिट्री मैस के साथ शूकर पालन उद्योग भी पाया जाने लगा है।
5. शूकर का राशन अन्य पशुओं के राशन से सस्ता होता है तथा कृषि–प्रति उत्पादों से भी इसका राशन तैयार हो सकता है।
6. शूकर के लिये आवास भी अन्य पशुओं की अपेक्षा सस्ते तैयार होते हैं।

शूकर मांस अन्य पशु प्रोटीन का समुचित प्रतिस्थापन कर सकता है। यह सस्ता तथा सुगमता से उत्पादित किया जा सकता है। शूकर पर वातावरण का प्रभाव कम पड़ता है। शूकर की रोग प्रतिरोधक क्षमता भी पर्याप्त होती है। अतः शूकर पालन आसानी से किया जा सकता है।

### शूकर जनसंख्या (भारत एवं मध्य प्रदेश)

- **19वीं पशु संगणना के अनुसार**
- भारतवर्ष में कुल शूकरों की संख्या = 102923695
- भारतवर्ष में देशी नस्ल के शूकरों (Indigenous) की संख्या = 7837306
- भारतवर्ष में विदेशी/संकर नस्ल के शूकरों की संख्या = 2456389
- मध्य प्रदेश में कुल शूकरों की संख्या = 175253

## शूकर पालन एक लाभप्रद व्यवसाय

शूकर पालन व्यवसाय समाज के गरीब वर्ग (Poor) के लोगों के द्वारा सदियों से किया जाता रहा है। समय परिवर्तन के साथ–साथ लोगों के सोचने–समझने की क्रिया में भी बदलाव आया है तथा अब समाज के हर तबके के लोग इस व्यवसाय के प्रति आकर्षित होते दिखाई पड़ते हैं। व्यवस्थित एवं नए वैज्ञानिक अनुसंसधनों के समावेश को ध्यान में रखकर यदि इस उद्योग को अपनाया जाए तो यह अधिक लाभप्रद होता है।

शूकर पालन के मुख्य लाभ इस प्रकार हैं–

1. इस व्यवसाय को कम पूँजी से ही आरंभ किया जा सकता है।
2. यह पशु ऐसे खाद्य पदार्थों को खाकर उत्तम प्रोटीन में परिवर्तित कर सकता है जो मनुष्य व अन्य पशु नहीं खाते।
3. कम लागत के आहार से अधिक कीमत के माँस की प्राप्ति होती है।
4. एक वर्ष में दो बार तक बच्चे लिये जा सकते हैं।
5. एक बार में छह से बारह बच्चे औसतन प्राप्त होते हैं।
6. तीन किलो आहार खाकर यह एक किलो उत्तम गुणवत्ता का मांस प्रदान करता है।
7. शूकर मांस के द्वारा कई उत्पाद बनाये जाते हैं।
8. शूकर से प्राप्त बालों से उत्तम प्रकार के ब्रश व जहाजों के लंगर के रस्से बनाये जाते हैं।
9. इनसे कृषिकार्य हेतु उत्तम खाद प्राप्त होती है।
10. पर्यावरण सुधारक के रूप में शूकर की भूमिका का अपना विशेष महत्व है।
11. करोड़ों रुपयों की विदेशी मुद्रा शूकरों के द्वारा हमारा देश प्रतिवर्ष अर्जित करता है।

❑❑❑

अध्याय 2

# शूकरः एक सामान्य परिचय

## (अ) शूकर का जन्तु–जगत में वर्गीकरण

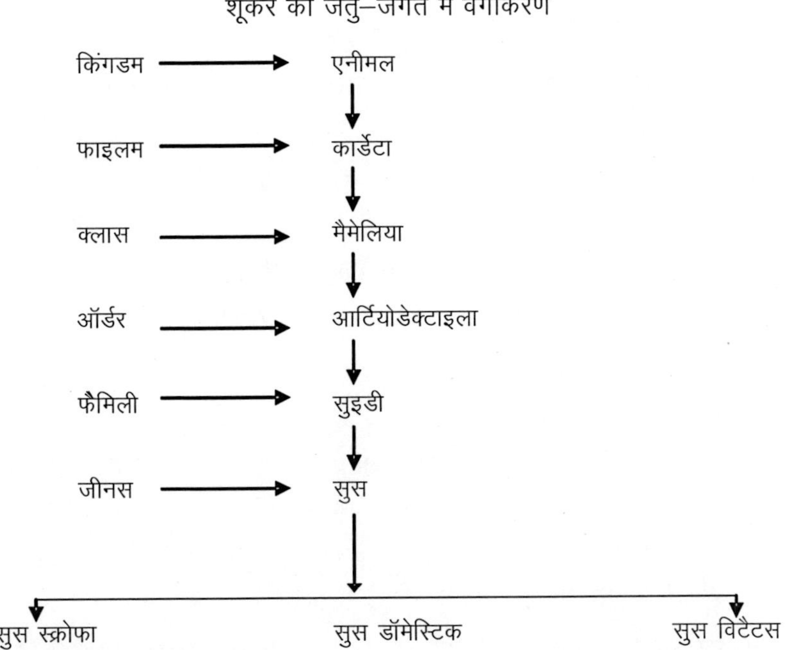


## शूकर के शरीर के प्रमुख भाग

शूकर के पाचन तंत्र के विभिन्न भाग

1. मुखद्वार
2. पैरोटीड ग्लैण्ड
3. आमाशय विभिन्न स्त्राव ग्रंथी
4. पिताशय
5. ग्रीवा नली
6. छोटी आँत
7. बड़ी आँत
8. सीकम
9. कोलन एवं
10. मलद्वार

**मुखद्वारः** मुखद्वार में जिह्वा एवं लारग्रन्थी के साथ भोजन को चबाने के लिए 44 दाँत होते हैं। जिह्वा भोजन को मुँह के अंदर लाती है तथा जानवर को भोजन के स्वाद एवं प्रकृति का भी अनुभव कराती है। शूकर के मुँह में तीन प्रकार के लार ग्रंथी पाये जाते हैं।

**छोटी आँतः** अग्नाशय पिताशय एवं छोटी आँत से निकलने वाले स्त्राव विभिन्न प्रकार के एन्जाइम निकलते हैं जो अपनी पाचन प्रक्रिया को छोटी आँत में पूरा करते हैं। छोटी आँत के तीन भाग होते हैं–

1. **ड्यूडिनम–** इस भाग से ट्रिप्सीन एवं काइमोट्रिप्सीन का स्त्राव होता है जो प्रोटीन एमीनो अम्ल में विखण्डित कर देते हैं।
2. **जेज्यूनम–**
   क) इस भाग के ब्रूनर्स ग्रंथी का कार्बोक्सीपेप्टाइडेज नामक एन्जाइम का स्त्राव होता है जिसकी पी.एच. 8.6 होती है। कार्बोक्सीपेप्टाइडेज प्रोटीन से 100 एच भाग को तोड़ता है।
   ख) पौलीन्यूक्लीयोटाइडेज– यह एन्जाइम आर.एन.ए. एवं डी.एन.ए. को मोनोन्यूक्लीयोटाइड एवं स्टार्च में परिवर्तित करता है।
   ग) एमाइलेज– यह डेक्स्ट्रीन एवं माल्टोज को हेक्सोज में परिवर्तित कर देता है।
   घ) लाईपेज– यह एन्जाइम वसा को मोनोग्लिसरिक वसा अम्ल एवं गिल्सरॉल में रूपांतरित कर देता है।
3. **इलीयम–**
   (क) यह छोटी आँत का तीसरा भाग है जो एमीनोपेप्टाइडेज तथा डाइपेप्टाइडेज का स्त्राव करता है जो प्रोटीन तथा डाइपेप्टाइड को एमीनो एसिड में परिवर्तित कर देता है।
   (ख) इरेप्सीन– पेप्टीन को एमीनो एसिड में परिवर्तित करता है।
   (ग) न्यूक्लीमोसाइडेज– न्यूक्लियोसाइडेज को न्यूक्लीयोसाइडेड में परिवर्तित करता है।
   (घ) अल्कलाईन फोस्फटेज– यह आर्गेनिक फॉस्फेट को मुक्त फॉस्फेट में परिवर्तित कर देता है।
   (च) डाइसैक्राइडेज– यह माल्टोज, लैक्टोज एवं सुक्रोज को हैक्सोज में परिवर्तित करता है।
   (घ) इन्वर्टेज– यह सुक्रोज को इन्वर्ट शुगर में परिवर्तित कर देता है।
   (ज) लैक्टेज– यह लैक्टोज को ग्लूकोज एवं ग्लैक्टोज में परिवर्तित करता है।
   (झ) माल्टोज– यह माल्टोज को ग्लूकोज में परिवर्तित करता है।

# शूकर के प्रजनन तंत्र के प्रमुख अंग

## मादा शूकर का जनन तंत्र

## The Reproductive Tract of the Sow

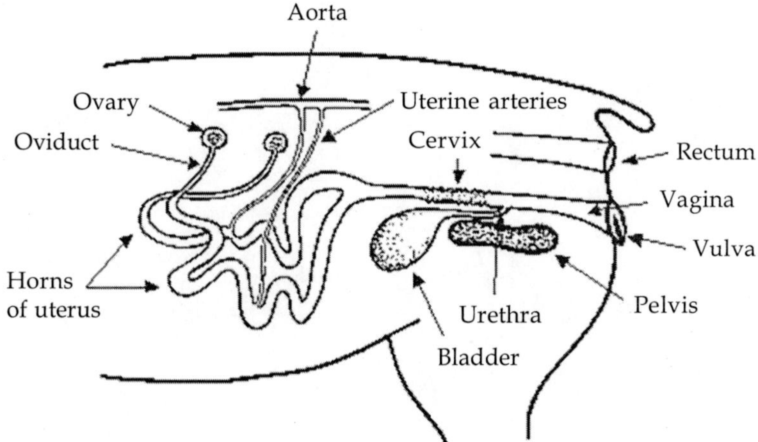


Ovary – अंडाशय, Oviduct – अंडवाहिनी, Horns of uterus – गर्भाशय सींग, Uterine arteries – गर्भाशय धमनी, Cervix – गर्भाशय ग्रीवा, Urethra – मूत्रमार्ग, Urinary bladder – मूत्राशय, Rectum – मलाशय, Vagina – योनि, Vulva – भगद्वार, Pelvis – श्रोणि

## नर शूकर का जनन तंत्र

## The Reproductive Tract of the Boar

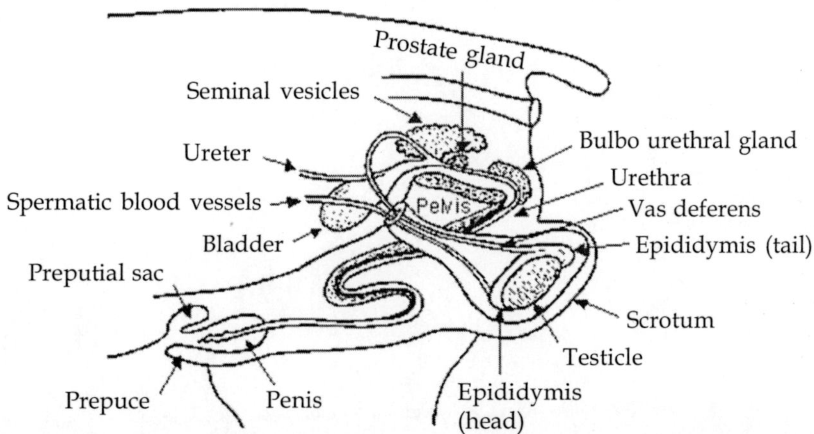


Prostate gland – प्रोस्टेट ग्रंथि, Seminal vesicles – शुक्राशय, Ureter – मूत्रवाहिनी, Spermatic blood vessels – शुक्राणु रक्त वाहिका, Urinary bladder – मूत्राशय, Preputial sac – प्रीप्यूटियल थैली, Penis – शिश्न, Epididymis– अधिवृषण, Bulbo urethral gland – बल्बो यूरेथ्रल ग्रंथि, Urethra – मूत्रमार्ग, Vas deferens – वास डिफरेंस, Scrotum – अंडकोश की थैली, Testicle – वृषण

## शूकर का पाचन तंत्र

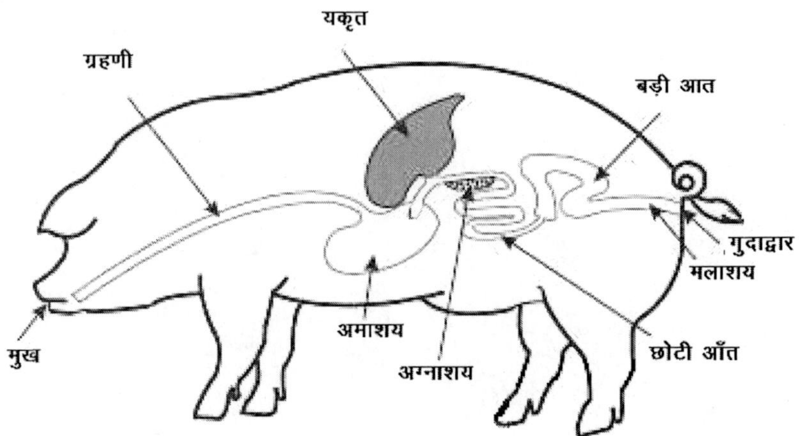


❐❐❐

अध्याय 3

# शूकर की देशी/विदेशी/संकर नस्लें

घरेलू शूकरों की उत्पत्ति यूरोप एवं अफ्रीका के जंगली शूकरों से हुआ है जो मजबूत कंधा वाले एवं शारीरिक आकार में छोटे होते थे। भारत में चार प्रकार के शूकर पाये जाते हैं –

1. जंगली शूकर
2. घरेलू शूकर
3. विदेशी शूकर
4. देशी और विदेशी शूकरों के संकर शूकर

विभिन्न अनुसंधान के आधार पर यह पाया गया है कि विदेशी शूकरों का उत्पादन क्षमता देशी नस्ल से बेहतर होता है–

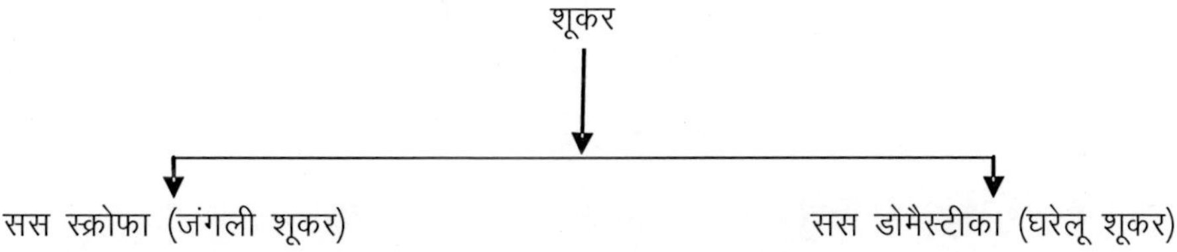


**देशी शूकर** – शूकर के इस नस्ल के विभिन्न शारीरिक लक्षणों का अध्ययन नहीं किया गया है। इसलिए इसे नॉडिस्क्रिप्ट या देशी शूकर कहते हैं।

शारीरिक रंग – काला, भूरा,

चेहरा – लम्बा और थूथनों की तरफ नुकीला

कंधा – भारी–भरकम

कान – खड़ा एवं छोटा

मादा – 6 से 12 टिट (बाली)

नर का वजन – 100 से 150 कि. ग्रा.

**गंगा के मैदानी भाग में पाये जाने वाले शूकर** – ये जानवर उत्तर भारत से उत्तर– पश्चिम भारत के विशाल क्षेत्रफल में पाये जाते हैं जिसमें उत्तर प्रदेश, बिहार, मध्य प्रदेश, पंजाब, हरियाणा तथा हिमाचल प्रदेश का तराई क्षेत्र आता है। ये जानवर बड़े शारीरिक आकार वाले होते हैं। ये जानवर प्रचुर मात्रा में खाद्य पदार्थ के उपलब्धता के कारण बड़े शारीरिक वाले होते हैं, जिनके शारीरिक लक्षण निम्नलिखित हैं –

शरीर का रंग – काला एवं भूरा

वयस्क जानवर का वजन – 160 कि. ग्रा. से 170 कि. ग्रा. तक

एक बार में प्रति मादा से उत्पन्न नवजात की संख्या (लीटर साइज) – 7 से 8

जन्म के समय नवजात का वजन – 4.50 से 5.50 कि. ग्रा. तक (लीटर का वजन)

एक नवजात का वजन – 0.6 से 0.7 कि. ग्रा. तक

मादा का गर्भधारण के लिए नर से संगम की बारम्बारता – 1.25

प्रति जानवर खाने योग्य मांस (ड्रेसिंग) – 72 से 80 प्रतिशत

वध करने के बाद शरीर की लम्बाई (कारकस लेंथ) – 60–70 से. मी.

पिछले भाग पर वसा का जमाव = 2.25 सें. मी.

## जबलपुर नस्ल

जानवर का रंग – काला एवं भूरा

माथा – बड़ा एवं नाक की तरफ नुकीला

औसतन एक बार में प्रति मादा से उत्पन्न नवजात की संख्या (लीटर साइज)– 6.74

जन्म के समय नवजात का वजन – 4.50 से 5.50 कि. ग्रा. तक (लीटर का वजन)

एक नवजात का वजन – 0.6 से 0.7 कि0. ग्रा. तक

माँ से अलग करते समय बच्चों की औसत संख्या – 5.5

माँ से अलग करते समय बच्चों का औसतन वजन – 39 कि. ग्रा.

वध करने के बाद शरीर का वजन – 40 से 45 कि. ग्रा.

प्रति जानवर खाने योग्य माँस (ड्रेसिंगः) – 68 प्रतिशत

कारकस की लम्बाई – 54 सें. मी.

पिछले भाग पर वसा का जमाव = 2.06 सें. मी.

**खानापाड़ा नस्ल** – शूकर के यह प्रजाति मुख्यतः आसाम एवं उसके आस–पास के इलाकों में पाये जाते हैं जिसके शारीरिक लक्षण निम्नलिखित हैं –

शारीरिक रंग – काला एवं भूरा

औसतन एक बार में प्रति मादा से उत्पन्न नवजात की संख्या (लीटर साइज)– 4.48

एक नवजात का वजन – 0.6 से 0.7 कि. ग्रा. तक

मादा का गर्भधारण के लिए नर से संगम की बारम्बारता – 2.6

एक नवजात का वजन – 0.6 से 0.7 कि. ग्रा. तक

माँ से अलग करते समय बच्चों की औसत संख्या – 3.1

माँ से अलग करते समय बच्चों का औसतन वजन – 21 कि. ग्रा.

प्रति जानवर खाने योग्य मांस (ड्रेसिंगः) – 70 प्रतिशत

कारकस की लम्बाई – 44 सें. मी.

पिछले भाग पर वसा का जमाव = 2.2 सें. मी.

कारकस का वजन – 23 कि. ग्रा.

35 सप्ताह में कारकस का वजन – 18 कि. ग्रा.

**अनकामली** – यह केरल की नस्ल है।

शरीर का रंग – काला, सफेद धब्बे के साथ काला रंग

औसतन एक बार में प्रति मादा से उत्पन्न नवजात की संख्या (लीटर साइज)– 12–15

मृत्यु दर – 40%

शरीर की लम्बाई 91 सें. मी. होने से शरीर का वजन 40–70 कि. ग्रा. होता है।

**घुँघरू** – यह नस्ल देश के उत्तर–पूर्वी हिमालय के पहाड़ी एवं तराई क्षेत्रों में पाया जाता है – पश्चिम बंगाल, नेपाल एवं दार्जीलिंग, यह नस्ल एक जगह भोजन प्राप्त कर या विभिन्न स्थान से चारा प्राप्त कर अपने शारीरिक विकास कर उत्तम माना गया है। इनकी औसतन संख्या 8,000 – 1,00000 है।

शारीरिक रंग – काला एवं धब्बेदार चेहरे के बनावट अवतल

अण्ड़को । – नीचे की ओर लटका हुआ

औसतन एक बार में प्रति मादा से उत्पन्न नवजात की संख्या (लीटर साइज)–11.92

जन्म के समय बच्चों का वजन – 1.8 कि. ग्रा.

यह पहाड़ी क्षेत्र का इसे अच्छा नस्ल माना गया है, एवं इस नस्ल का उपयोग विदेशी नस्लों को स्थानांतरित कर उसके जगह पर देशी शूकरों के अनुवांशिक गुणों की बढ़ोत्तरी के लिए ग्रेडिंग अप एवं क्रॉस ब्रीडिंग के रूप में करते हैं।

**गाहूरी** – यह नस्ल भी उत्तर–पूर्वी भारत के क्षेत्रों में पाया जाता है। जैसे– मणिपुर, आसाम, अरूणाचल प्रदेश, नागालैण्ड, मिजोरम, सिक्किम, भूटान एवं हिमालय के तराई क्षेत्रों में पाया जाता है। आसाम एवं बांग्लादेश में इसे पिगनी पिग कहते हैं जो इसे मनोरंजन के काम में आता है।

शारीरिक रंग – मुख्यतः यह काला एवं भूरा होता है ।

गर्दन का बाल – खड़ा

आहार – पौधों का जड़

उपरोक्त क्षेत्रों के किसान इसे संपत्ति सूचक भी मानते हैं एवं 15–30 के संख्या में इसे पालते हैं।

**गनावरम** – यह दक्षिण भारत के शूकर का यह नस्ल दक्षिण भारत के विभिन्न क्षेत्रों में पाया जाता है।

शारीरिक रंग – काला एवं पैर एवं नाक में सफेद धब्बे

चेहरे का बनावट – लम्बा एवं नाक के तरफ पतला

वयस्क जानवर के शरीर की लंबाई – 90 सें. मी.

वजन – 40–70 कि. ग्रा.

औसतन एक बार में प्रति मादा से उत्पन्न नवजात की संख्या (लीटर साइज)– 6.58

एक बच्चे का जन्म के समय औसत वजन – 0.7 कि. ग्रा.

मादा का गर्भधारण के लिए नर से संगम की बारम्बारता – 1.04

माँ से अलग करते समय बच्चों की औसत संख्या – 5.31

माँ से अलग करते समय बच्चों का औसतन वजन – 45 कि. ग्रा.

वध करते समय शूकर का वजन – 48 कि. ग्रा.

प्रति जानवर खाने योग्य मांस (ड्रेसिंगः) – 78 से 80 प्रतिशत

कारकस की लंबाई – 55 सें. मी.

पिछले भाग पर वसा का जमाव – 9.09 सें. मी.

शूकर के इस नस्ल का पूरा शरीर मोटे–मोटे रोयें से ढंका रहता है एवं नर का दाँत (टस्क) पूर्ण विकसित होता है।

**लैन्ड्रेस** – नस्ल

उत्पत्ति स्थान – डेनमार्क

शरीर का रंग – सफेद

कान – खड़ा

गुण – एक बार में अधिक बच्चा देने वाली

लम्बाई (इंच) – 30.8

पिछले भाग पर वसा का जमाव – 1.25

लॉयन एवं आँख का क्षेत्रफल – 5.37 सें. मी.

नर का वजन – 270–360 कि. ग्रा.

मादा का वजन – 200–320 कि. ग्रा.

**लार्जव्हाइट योर्कशायर** – नस्ल

उत्पत्ति का स्थान – यूनाइटेड किंगडम

शरीर का रंग – काला या सफेद

कान – नीचे की ओर झुका हआ जो आँख को ढंकता हो

कंधा – मजबूत

नर का वजन – 295–408 कि. ग्रा.

मादा का वजन – 227–317 कि. ग्रा.

**बार्कशायर** – नस्ल

उत्पत्ति स्थान – यू. के.

शरीर का रंग – काला सफेद धब्बों के साथ (पैर, नाक एवं पूँछ)

कान – खड़ा

गुण – मांस पैदा करने वाली

लम्बाई (इंच) – 30.8

पिछले भाग पर वसा का जमाव – 1.22

लॉयन एवं आँख का क्षेत्रफल – 5.37 सें. मी.

नर का वजन – 272 –305 कि. ग्रा.

मादा का वजन – 204–294 कि. ग्रा.

**योर्कशायर** – नस्ल

उत्पत्ति स्थान – यू. के.

शरीर का रंग – सफेद

कान – खड़ा

गुण – मांस पैदा करने वाला (बेकॉन)

लम्बाई (इंच) – 30.7

पिछले भाग पर वसा का जमाव – 1.20 सें. मी.

लॉयन एवं आँख का क्षेत्रफल – 5.27 सें. मी.

नर का वजन – 300 – 400 कि. ग्रा.

मादा का वजन – 230–320 कि. ग्रा.

**चेस्टर व्हाइट** – नस्ल

उत्पत्ति स्थान – यू. एस. ए.

शरीर का रंग – सफेद

कान – नीचे गिरा हुआ

गुण – अधिक मांस (हेम) पैदा करने वाला

लम्बाई (इंच) – 30.9

पिछले भाग पर वसा का जमाव – 1.24 सें. मी.

लॉयन एवं आँख का क्षेत्रफल – 5.48 सें. मी.

**ड्यूरॉक** – नस्ल

उत्पत्ति स्थान – यू. एस. ए.

शरीर का रंग – सास

कान – नीचे की ओर

गुण – अधिक मांस (हेम) पैदा करने वाला

लम्बाई (इंच) – 30.6

पिछले भाग पर वसा का जमाव – 1.21 सें. मी.

लॉयन एवं आँख का क्षेत्रफल – 5.53 सें. मी.

नर का वजन – 410 कि. ग्रा.

मादा का वजन – 250 कि. ग्रा.

**हैम्पशायर** – नस्ल

उत्पत्ति स्थान – यू. एस. ए.

शरीर का रंग – काला रंग सफेद बेल्ट के साथ

कान – खड़ा

गुण – अधिक बच्चा देने वाली

लम्बाई (इंच) – 30.7

पिछले भाग पर वसा का जमाव – 1.14 सें. मी.

लॉयन एवं आँख का क्षेत्रफल – 5.68 सें. मी.

नर का वजन – 150 – 250 कि. ग्रा.

मादा का वजन – 90–200 कि. ग्रा.

**हरफोर्ड** – नस्ल

उत्पत्ति स्थान – यू. एस. ए.

शरीर का रंग – शरीर का रंग लाल, माथे का रंग सफेद

कान – नीचे की ओर

गुण – अधिक बच्चा देने वाली एवं घास खाने वाली

लम्बाई (इंच) – 30.7

पिछले भाग पर वसा का जमाव – 1.14 सें. मी.

लॉयन एवं आँख का क्षेत्रफल – 5.68 सें. मी.

**आई. ओ. सी.** – नस्ल

उत्पत्ति स्थान – यू. एस. ए.

शरीर का रंग – सफेद

कान – नीचे की ओर

गुण – अच्छी दूध देने वाली

लम्बाई (इंच) – 30.7

पिछले भाग पर वसा का जमाव – 1.14 सें. मी.

लॉयन एवं आँख का क्षेत्रफल – 5.68 सें. मी.

**म्यूल फूट** – नस्ल

उत्पत्ति स्थान – यू. एस. ए.

शरीर का रंग – काला, शारीरिक रंग के साथ सफेद पैर

कान – खड़ा

गुण – अच्छी दूध देने वाली

लम्बाई (इंच) – 30.7

पिछले भाग पर वसा का जमाव – 1.14 सें. मी.

लॉयन एवं आँख का क्षेत्रफल – 5.68 सें. मी.

**पोलैंड चाईना** – नस्ल

उत्पत्ति स्थान – यू. एस. ए.

शरीर का रंग – काला, शारीरिक रंग के साथ सफेद पैर एवं चेहरा लाल

कान – नीचे की ओर

गुण – अधिक मात्रा में मांस पैदा करने वाली

लम्बाई (इंच) – 30.8

पिछले भाग पर वसा का जमाव – 1.19 सें. मी.

लॉयन एवं आँख का क्षेत्रफल – 5.91 सें. मी.

**टेमवर्थ** – नस्ल

उत्पत्ति स्थान – यू. के.

शरीर का रंग – लाल

कान – खड़ा

गुण – अधिक संख्या में बच्चा देने वाली

लम्बाई (इंच) – 30.5

पिछले भाग पर वसा का जमाव – 1.26 सें. मी.

लॉयन एवं आँख का क्षेत्रफल – 5.41 सें. मी.

नर का वजन – 200–360 कि. ग्रा.

मादा का वजन – 180–320 कि. ग्रा.

**संश्लेषित नये बेल्टभील न.1** – नस्ल

उत्पत्ति स्थान – यू. एस. ए.

शरीर का रंग – काला

कान – नीचे की ओर

नस्लों का क्रॉस – लैन्ड्रोस 75% पोलैन्ड, चाइना 25%

**बेल्टभील न.2** – नस्ल

उत्पत्ति स्थान – यू. एस. ए.

शरीर का रंग – हल्का लाल

कान – खड़ा

नस्लों का क्रॉस – डैनिस योर्कशायर 58%, ड्यूरॉक 32% लैंड्रेस 5%, हैम्पशायर 5%

**लाकॉम्बे** – नस्ल

उत्पत्ति स्थान – यू. एस. ए.

शरीर का रंग – सफेद

कान – नीचे की ओर

नस्लों का क्रॉस – लैन्ड्रोस 55%, बार्कशायर 23%, चेस्टर व्हाइट 22%

**मैरीलैन्ड न.1** – नस्ल

उत्पत्ति स्थान – यू. एस. ए.

शरीर का रंग – काला

कान – खड़ा

नस्लों का क्रास – लैन्ड्रोस 62%, बार्कशायर 38%

**मिनेसोटा न.1** – नस्ल

उत्पत्ति स्थान – यू. एस. ए.

शरीर का रंग – लाल

कान – हल्का खड़ा

नस्लों का क्रास – यह नस्ल हैमवर्थ, लैड्रेस मादा नर

**मिनेसोटा न.2** – नस्ल

उत्पत्ति स्थान – यू. एस. ए.

शरीर का रंग – काला

कान – हल्का खड़ा

नस्लों का क्रॉस – यार्कशायर 40%, एवं पोलैन्ड चाईना 60%

**मिनेसोटा न.3** – नस्ल

उत्पत्ति स्थान – यू. एस. ए.

शरीर का रंग – हल्का लाल

कान – हल्का खड़ा

नस्लों का क्रॉस – 8 विभिन्न नस्लों के क्रॉस से सं   लेशित

**मोन्टाना न.2** – नस्ल

उत्पत्ति स्थान – यू. एस. ए.

शरीर का रंग – काला

कान – हल्का खड़ा

नस्लों का क्रॉस – इनब्रेड 32%, सेन्ड्रेस 55%, हैम्पशायर 45%

**पालॅासे** – नस्ल

उत्पत्ति स्थान – यू. एस. ए.

शरीर का रंग – सफेद

कान – हल्का खड़ा

नस्लों का क्रॉस – 3 लैन्ड्रेस नर से 18 चेस्ट मादा के क्रॉस से बना नस्ल

**सानपाईरे** – नस्ल

उत्पत्ति स्थान – यू. एस. ए.

शरीर का रंग – काला एवं सफेद

कान – खड़ा

नस्लों का क्रॉस – कनेडियन बार्कशायर एवं चेस्ट व्हाइट का क्रॉस

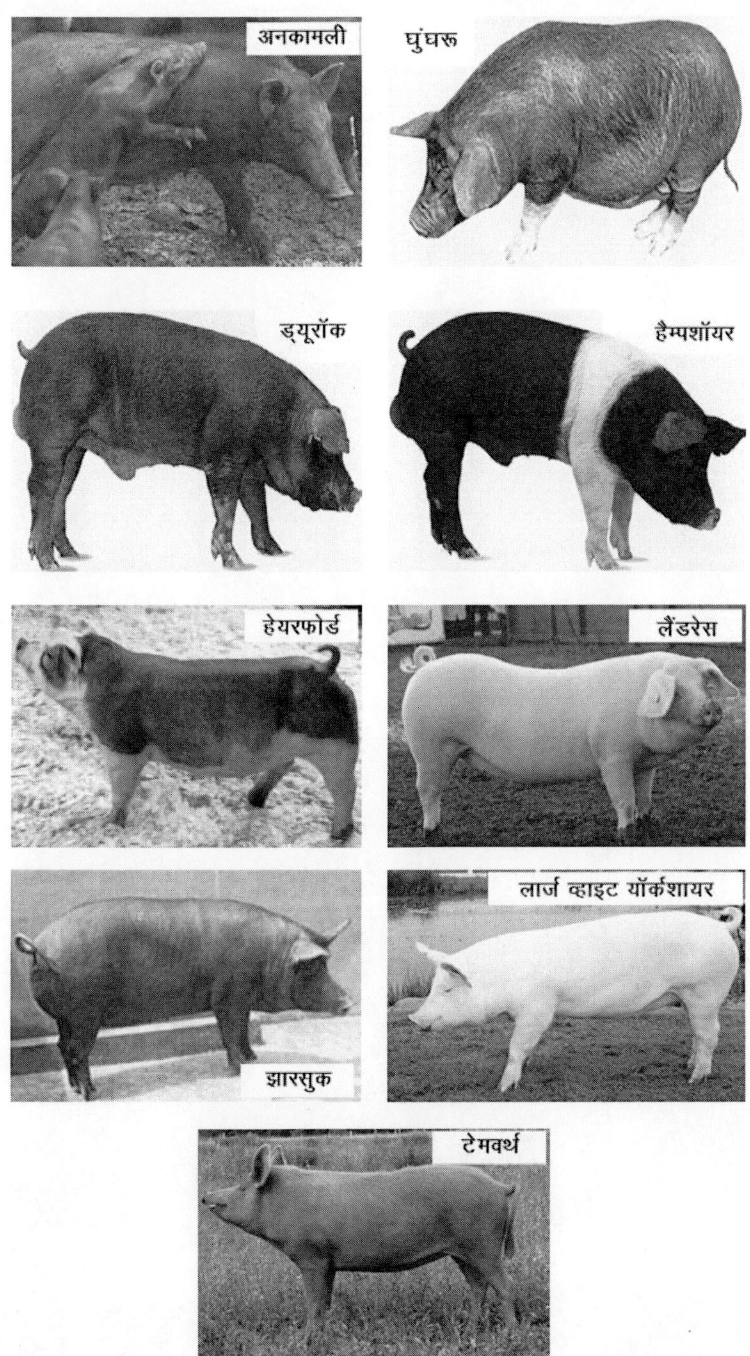

अनकामली
घुंघरू
ड्यूरॉक
हैम्पशॉयर
हेयरफोर्ड
लैंडरेस
झारसुक
लार्ज व्हाइट यॉर्कशायर
टेमवर्थ


❑❑❑

अध्याय 4

# शूकरों में प्रजनन पद्धति एवं वरण

शूकर प्रजनन में सबसे बड़ी बात जो ध्यान देने योग्य है वह यह कि धन्धा फायदे का है या घाटे का। शूकर पालन तभी मुनाफे का धन्धा हो सकता है जब शूकर प्रजनन क्रिया को ध्यान में रखते हुए इनकी संख्याओं में वृद्धि की जाय।

वैसे तो हम सभी यह जानते ही हैं कि किसी भी जीव की उत्पत्ति प्रकृति द्वारा की जाती है, लेकिन वैज्ञानिक तकनीकी ने ये साबित कर दिया है कि प्रजनन क्रिया को कम या ज्यादा की जा सकती है। इन्हीं कुछ तथ्यों को आपके सामने सरलीकृत करके रखा जा रहा है।

सर्वप्रथम हमें यह निश्चित रूप से मानना पडेगा कि संतान की उत्पत्ति नर व मादा के संयोग से होती है। नये जीव में आधा हिस्सा नर का व आधा हिस्सा मादा का होता है। नर अण्डको ा व अन्य अनेक प्रजननांगों से पहचाना जाता है, वहीं मादा डिम्बग्रंथि व गर्भा ाय से पहचानी जाती है।

अब प्रश्न यह उत्पन्न होता है कि क्या वीर्य एवं डिम्ब बचपन से ही ग्रंथियों से निकलते रहते हैं या नहीं, इसका भी एक निश्चित समय होता है जिसे वयस्क अवस्था कहते हैं। वयस्क अवस्था के पहले दोनों नर व मादा जननांगों का विकास होता है। यह विकास करीब 5 महीने में पूरा हो जाता है। किसी–किसी में तो आठ माह तक लग जाते हैं।

अब बात यह आती है कि हम कैसे पहचानें कि नर शूकर वयस्क अवस्था में पहुँच गया है। इसके लिए भी कुछ लक्षण हैं, जैसे –

- दूसरे शूकरों पर चढ़ना,
- मादा जननाँगों को सूँघना,
- मादा शूकरों के साथ रहना,
- वाह्य जननांगों को निकालना आदि।

उपर्युक्त लक्षण दिखें तो यह समझना चाहिए कि नर शूकर अब कुछ दिनों में मादा शूकरों को निषेचित करने में कामयाब हो सकता है।

उपर्युक्त लक्षणों के अलावा यदि वीर्य में शुक्राणु दिखें तो उक्त नर को वयस्क कहते हैं।

मादा शूकर में भी इसी तरह के कुछ लक्षण दिखाई देते हैं। जैसे :–

- प्रजननांगों का विकास,
- एक विशेष प्रकार का स्त्राव जो मादा शूकर के प्रजननांगों से निकलता है जिसे फेरोमोन्स कहते हैं जो नर को आकर्षित करता है।
- डिम्ब ग्रंथि में डिम्बों का विकास होना आदि।
- शूकर के वयस्क अवस्था से सम्बंधित कुछ विशेष बातें हैं। जैसे :–

  एक जातिय शुद्व देशी नस्ल के शूकर वयस्क अवस्था में पहुँचने के लिए अधिक समय लेते हैं।
- देशी व विदेशी शूकरों के संकर शूकर वयस्कता के लिए कम समय लेते हैं।

इसी तरह संकर मादा शूकर में शुद्ध नस्ल की अपेक्षा गर्भवती होने के अवसर अधिक होते हैं। भ्रूण जिन्दा रहने के अवसर की संकर शूकर में ज्यादा है।

शूकरों को यदि अलग–अलग रखा जाय तो प्रजनन वयस्कता देर से आती है। यदि एक ही लिंग के शूकर इकट्ठे रखे जाय तो वयस्कता जल्दी आती है। यह परिपक्वता थोड़ी और पहले हो सकती है, यदि नर व मादा शूकर इकट्ठे रखे जाएं।

परिपक्वता प्राप्त होने पर मादा शूकर प्रत्येक 21 दिनों बाद गर्मी में आना शुरू हो जाती है। जब मादा शूकर गर्मी में आती है तो उस समय इसके जननागों में व स्वभाव में कुछ निम्न बदलाव आते हैं :–

- बाह्य जननांगों में थोड़ी सी सूजन आती है व उसका रंग हल्का गुलाबी हो जाता है ।
- थोड़ा बहुत चिपचिपा स्त्राव भी निकलता है ।
- मादा शूकर दूसरे शूकरों पर चढ़ती है व दूसरे द्वारा इस मादा शूकर के ऊपर चढ़ने पर वह खड़ी रहती है।
- इस समय मादा शूकर नर शूकर को स्वीकार करती है ।
- यह देखा गया है कि मादा शूकर जब पहली बार गर्मी में आती है तो गर्मी ज्यादा देर तक नहीं रहती है व कई बार जनी हुई मादाओं में गर्मी देर तक रहती है ।
- मादा शूकर में गर्मी करीब 40 से 60 घंटे तक रहती है।

गर्मी के मध्य में यानी 38 से 42 घंटे गर्मी शुरू होने के बाद डिम्ब ग्रंथि से कई डिम्ब (12 से 18 तक) निकलते हैं। डिम्ब ग्रंथि से डिम्बों का निकलना कुछ अन्य स्रावों, जैसे– पी.एम.एस.जी.व एच.सी.जी. के प्रयोग से बढ़ाया जा सकता है। इस विधि का उपयोग वैज्ञानिक मादा से अधिक भ्रूण निकालकर अन्य मादा शूकरों में संस्थापित करते हैं। डिम्ब ग्रंथि से निकले डिम्बों की संख्या पुरानी मादाओं में बढ़ती जाती है व बाद में क्रमशः घट जाती है।

वैसे तो एक बार में कितने डिम्ब, डिम्ब ग्रंथि से निकलें, यह हर मादा के अनुवांशिक क्षमता पर निर्भर करता है। फिर भी संतुलित आहार देकर इस क्रिया को थोड़ा बढ़ाया भी जा समता है।

शुक्राणुओं का डिम्ब से मिलने के बाद मादा शूकर पर काफी ध्यान देना चाहिए, क्योंकि इस अवस्था में भ्रूण नष्ट होने के अवसर अधिक होते हैं। करीब 33 प्रतिशत् से 40 प्रतिशत् तक भ्रूण प्रथम 50 दिनों में नष्ट हो सकते हैं। भ्रूण और कई कारणों से नष्ट हो सकते हैं, जैसे :–

- अधिक आहार दिया जाना,
- ज्यादा संख्या में भ्रूण गर्भा  ाय में इकट्ठे हो जाना आदि।

सभी भ्रूण बराबर संख्या में दोनों गर्भाशय में लग जाते हैं। भ्रूण को गर्भाशय की दीवार से लगने में थोड़ा समय लगता है, तब तक भ्रूण गर्भाशय में तैरते रहते हैं। मध्य गर्भावस्था तक भ्रूण नष्ट होने का पता ही नहीं चलता वे तो अन्दर गर्भाशय में ही संशोधित हो जाते हैं। इसके बाद मरे हुए बच्चों का निकलना भ्रूण नष्ट होने का घोतक है।

किसी मादा शूकर की प्रजनन क्षमता उससे जिन्दा पैदा हुए बच्चों से आंकी जाती है। इस प्रक्रिया में मादा शूकर की अनुवांशिक क्षमता के अलावा वातावरण का अधिक असर बताया जाता है। गर्भावस्था में यदि मादा शूकर को प्रोटीन अधिक मात्रा में दी जाय तो बच्चों की संख्या तो नहीं बढ़ेगी परन्तु बच्चे स्वस्थ्य अवश्य पैदा होंगे।

मादा शूकर करीब 114 दिन (4 माह) गर्भावस्था की जाँच कराना अत्यंत आवश्यक होता है। प्रथम कुछ दिनों गर्भावस्था का पता मादा गर्मिणी की मिडिल गर्भाशय आरटरी की मोटाई से पता लगाया जाता है। रेक्टल पालपेसन से व गर्भाशय के अन्दर बच्चों को बाहर से पहचाना जा सकता है। कई अन्य नए तरीकों से गर्भावस्था जानी जा सकती है।

बच्चे पैदा होने के समय मादा का काफी ध्यान देना चाहिए। बच्चों की भी पैदा होने के बाद अत्याधिक देखभाल की जरूरत होती है। उक्त समय में –

1. पौष्टिक आहार,
2. बेहतर साफ–सफाई,
3. सुचारू रूप से देखभाल की जरूरत होती है।

इस समय यदि वातावरण में अत्याधिक बदलाव हो तो बच्चे ऐसे वातावरण को नहीं सह सकते व मर जाते हैं। ऐसी स्थिति में बच्चों पर ध्यान देने की आवश्यकता है।

मादा शूकर बच्चे देने के 1 सप्ताह बाद फिर गर्मी में आती है पर यह गर्मी पुनः प्रजनन हेतु उपयुक्त नहीं होती है।

जब तक मादा शूकर अपने बच्चों को दूध पिलाती है तब तक वह गर्मी में नहीं आयेगी व प्रजनन क्रिया बंद रहेगी। इस समय पर स्तन बंद करा देना चाहिए जिससे प्रजनन क्रिया शुरू हो सके। यदि बच्चों को मादा शूकर से तीन सप्ताह के बाद 12 घंटे के लिए एक दिन के अन्तर से अलग रखा जाय तो भी मादा के गर्मी में आने की सम्भावना बढ़ जाती है। कुछ हारमोन, जैसे– पी.एम.एस.जी. देने से भी मादा गर्मी में जल्दी आ जाती है।

नर शूकर 6 माह से 1 साल के अन्दर प्रजनन हेतु तैयार हो जाते हैं। एक बड़ी बात जो विशेष रूप से नर शूकर में पाई जाती है, वह यह कि वीर्य की मात्रा अत्यधिक होती है। यह प्रजननांगों से कुछ अधिक मात्रा में तरल पदार्थ निकलने की वजह से होता है।

बड़े – बड़े शूकर फार्म में तो कृत्रिम गर्भाधान से मादा शूकर को गर्भवती किया जाता है। मादा शूकर को मध्य गर्मी में (13.5 से 44.5 घंटे गर्मी प्रारंभ से) कृत्रिम गर्भाधान करने से अच्छा लाभ मिलता है।

नर व मादा शूकर में कई तरह की बीमारियाँ भी हो जाती हैं जिसकी वजह से शूकर प्रजनन में बाधा आ सकती है। इस तरह की बीमारियों की रोकथाम करना अति आवश्यक है, अन्यथा शूकर पालन का सही लाभ नहीं मिल सकेगा।

## शूकर में निषेचन एवं भ्रूण का विकास

### निषेचन

निषेचन या संसेचन के दौरान मादा शूकर के अण्डको ा से अण्डाणु मुक्त होता है एवं विभिन्न कृमिक रासायनिक बदलावों से शूकरी शूकर के सामने दर्शाती है कि वह मिलन के लिए तैयार है। नर शूकर के मिलन के दौरान या कृत्रिम विधि से मादा शूकर के जननांग में पहुँचते हैं जो जननांग से गर्भाशय पहुँचता है, जहाँ अण्डाणु स्थित होता है। यह शुक्राणु, अण्डाणु की बाह्य प्रोटीन की सुरक्षा परत को तोड़कर नाभिक के साथ समाहित हो जाता है और अण्डाणु को संसेचित हो जाता है। यह संसेचित अण्डाणु जाइगोट कहलाता है।

जाइगोट का विभाजन संसेचन के 14–16 घंटे के भीतर ही प्रारंभ हो जाता है। इस विभाजन से समरूपता वाली अनेक कोशिकाएं उत्पन्न होती हैं, और कई बार विभाजित होने के पश्चात् यह कोशिकाएं आकार में बड़ी होती हैं, और जाइगोट के ही आकार का कोशिकाओं का गुच्छा बनाती हैं। 2–3 दिन में ये गुच्छा डिम्ब वाहिनी से गर्भाशयी अंगों

में आ जाता है। जब विभाजन से 100 से अधिक नई कोशिकाएं निर्मित हो जाती हैं, तो जाइगोट को ब्लास्टुला (Blastula) कहते हैं। इस नए व्यवस्थित बहुकोशीय अंग में एक बाह्य परत होती है जिसे ब्लास्टोडर्म (Blastoderm) कहते हैं। और एक आंतरिक द्रव्य से भरी हुई गुहा होती है, जिसे ब्लास्टोसील (Blastocoels) कहते हैं। यहाँ से स्तनपायियों के विकास की विविधता प्रारंभ होती है। गर्भाशयी श्रंगों में ये ब्लास्टुला ब्लास्टोशिष्ट बनाता है जिसमें ब्लास्टोसील में आंतरिक कोशिका समूह होता है। इस अवस्था मे कोशिकाएं ब्लास्टुला के अंदर की ओर विस्थापित होना प्रारंभ कर देती हैं। इस क्रिया के आधार पर अंकुरण परतें भिन्न होती हैं जो कोशिका विशेषीकरण के लिए आवश्यक हैं। गर्भाशयी श्रंगों में यह वृद्धि 11–12 दिनों तक होती रहती है जब तक कि यह गेस्ट्रुला गर्भाशय की सतह/परत से जुड़ नहीं जाता।

## विभिन्नीकरण

इस अवस्था में कोशिकाएं परतों में भिन्नित एवं पुनः संघटित होना प्रारंभ कर देती हैं जिनसे शारीरिक अंग बनते हैं। ये तीन परतों में व्यवस्थित होते हैं : एक्टोडर्म (Ecotoderm) मीसोडर्म (Mesoderm) एवं एंडोडर्म (Endoderm)। एक्टोडर्म केन्द्रीय तंत्रिका तंत्र, आवरणीय तंत्रः खुर, त्वचा, दाँत, इनेमल, बाल, स्वेद ग्रंथि, संवेदनीय अंग के ऊतक बनाता है। मीसोडर्म परत परिसंचारी तंत्र, कंकाल तंत्र एवं मांसपेशीय तंत्र बनाती है। वुक्कीय तंत्र, एवं नर और मादा प्रजनन तंत्र भी इसी परत से बनना प्रारंभ होते हैं। पाचन तंत्र, यकृत, अंग एन्डोडर्म से उत्पन्न होते हैं।

## अंगों का बनना

गर्भधारण के 16वें दिन से जब भ्रूण गर्भाशय में स्थित रहता है तब दिल की धड़कन पहचानी जा सकती है। ग्रसिका आमाशय/उदर, एवं आँत 16–18 दिन में बन जाती है।

प्लेसेन्टेशन (Placentation) या जरा या खेड़ी बनना 18 वें दिन के बाद से खेड़ी की बाह्य भ्रूणीय कलाएं भ्रूण के चारों ओर बन जाती हैं, और भ्रूण गर्भाशय से अंतिम संलग्नता प्राप्त कर लेता है। बाह्य भ्रूणीय कलाएं एवं द्रव्य भ्रूण को पोषण एवं वृद्धि के समय क्षति से सुरक्षा प्रदान करती है। खेड़ी की बाह्य भ्रूणीय कलाएं गर्भाशय से उत्सर्जित (भ्रूण मूत्र) पदार्थों को अवशोषित करती हैं एवं प्रोटीन तथा हार्मोन बनाती हैं। इस तरह ये मादा शूकर की चयापचयी क्रिया को भ्रूण की वृद्धि के लिए नियंत्रित करती हैं। यह हार्मोन लेक्टोजन कहलाता है जो गर्भधारण के 35–40 वें दिन चरम पर होता है, एवं मादा शूकर में उत्पादन में सहायक है।

## वृद्धि

अधिवृक्क (Cadrenal) ग्रंथि लगभग गर्भधारण के 20 वें दिन से बनना प्रारंभ हो जाती है। धारीदार कंकालीय मांसपेशियां (a striated skeletal muscles) गर्भधारण के 22वें दिन नर भ्रूण में अण्डग्रंथि एवं मादा भ्रूण में अण्डाशय भिन्नित होता है, और भ्रूण लैंगिक हार्मोन का स्त्राव करने लगता है। मस्तिष्क गर्भधारण के 34–35 वें दिन बनना प्रारंभ कर देता है। और शरीर की बड़ी अस्थियां – ह्यूमरस, फीमर, पसलियाँ, दृढ़ होनी शुरू हो जाती है। भ्रूण के प्रजनन अंग गर्भधारण के 51 वें दिन पूर्ण अविकसित होते हैं।

## जन्म

भ्रूण के फेफड़ों एवं मस्तिष्क का विकास एवं वृद्धि गर्भाशय में जारी रहती है। भ्रूण की त्वचा, बाल और खुर गर्भधारण के 40 वें दिन तक बन जाते हैं। जन्म के समय गर्भध ाारण से 114वें दिन तक भ्रूण के सभी अंग भिन्नित हो जाते हैं। और भ्रूण मादा के शरीर से बाहर जीवित रहने में सक्षम होता है।

शूकरों में खेड़ी (Placenta) मुड़ी हुई ट्रोफोब्लास्ट एवं अंतःगर्भाशयी द्विस्तर परतों से बनती है। खेड़ी की परतों की चौड़ाई 48वें दिन तक घटती जाती है। और यहाँ से पुनः गर्भधारण के 105वें दिन तक बढ़ती है। इन परतों के बढ़ने की दर का भ्रूण के आकार से ऋणात्मक संबंध होता है। अतः बड़ी तहों की खेड़ी (Placenta) छोटे आकार का भ्रूण दर्शाती है।

भ्रूण का आकार गर्भधारण के समयानुसार –

| आकार (मि.मि.) | 44 | 80 | 100 | 158 | 220 | 300 |
|---|---|---|---|---|---|---|
| समय (दिन में) | 54 | 68 | 75 | 86 | 100 | 114 |

शूकर के उम्र शारीरिक आकार एवं शारीरिक भार में सम्बन्धों की विवेचना

| **उम्र** | **औसत शारीरिक भार (कि. ग्रा.)** |
|---|---|
| 1 से 7 दिन | 1–1.5 कि. ग्रा. |
| 7 से 21 दिन | 2–5 कि. ग्रा. |
| 21 से 35 दिन | 5–10 कि. ग्रा. |
| 57 से 90 दिन | 30–35 कि. ग्रा. |
| 90 से 120 दिन | 40–45 कि. ग्रा. |

**शूकरों का चयनः** मांस उत्पादन के लिए शूकरों का चयन निम्न प्रकार से करना चाहिये –

- मांस उत्पादन हेतु।
- वेकन उत्पादन हेतु।
- शूकर बाल उत्पादन हेतु।

## प्रजनन प्रक्रिया के लिए अच्छे जानवर का चयन

शूकर परिक्षेत्र से अधिकतम उत्पादन हेतु प्रक्षेत्र के जानवरों में निम्नलिखित गुणों का होना आवश्यक है –

- प्रति मादा से अधिक संख्या में बच्चे पैदा हों। (लीटर साईज बड़ा हो)
- माँ से अलग करते समय बच्चों की संख्या अधिक हो। (लीटर साईज विनिंग के समय)
- शारीरिक विकास दर अधिक हो।
- भोजन को माँस में परिवर्तित करने की उच्च क्षमता।
- बाजार के माँग के अनुसार माँस की गुणवत्ता।

प्रजनन प्रक्रिया के चुनाव हेतु जानवर में निम्नलिखित गुणों के होने से प्रक्षेत्र से अधिकतम मुनाफा प्राप्त किया जा सकता है –

- प्रक्षेत्र में प्रजनन प्रक्रिया हेतु उपयोग किये जाने वाले जानवर में अनुवांशिक गुण में वहाँ के वातावरण को सहायक होना चाहिए एवं शूकर मांस के बिक्री हेतु वहाँ का बाजार भी अच्छा होना चाहिए।
- प्रजनन के लिए नए एवं मादा का अनुपात छोटे प्रक्षेत्र के लिए 1:4 तथा बड़े प्रक्षेत्र के लिए 1:8 का होना चाहिए।
- प्रक्षेत्र को 50 शूकरों से चालू कर क्रमशः धीरे–धीरे सुविधा के अनुसार जानवरों की संख्या में बढ़ोत्तरी करना चाहिए, अन्यथा प्रबन्धन में परेशानी हो सकती है।
- प्रतिवर्ष बूढ़े और बीमार एवं निम्न अनुवांशिक गुणों वाले जानवर को अच्छे जानवरों से स्थानांतरित किया जाना चाहिए।

## प्रक्षेत्र में प्रजनन के लिए नर का चयन

वैज्ञानिकों के मत के अनुसार प्रक्षेत्र से होने वाले लाभ का 50 प्रतिशत श्रेय प्रक्षेत्र के नर को जाता है। यह पैदा होने वाले बच्चों के गुणवत्ता एवं विभिन्न लक्षणों को निर्धारित करता है। विभिन्न विकसित देशों में नर के चयन हेतु एक विशेष मानदण्ड स्थापित किया गया है जो निम्नलिखित हैं –

- 6 माह के उम्र के नर का वजन 90 कि. ग्रा. के करीब होना चाहिए।
- एक माँ से अलग करते समय बच्चों का औसत वजन 120 से 150 कि. ग्रा. एवं शरीर की लम्बाई 100 सें. मी. होना चाहिए।
- कंघा मजबूत एवं चिकना होना चाहिए।
- पैर मजबूत होना चाहिए।
- प्रजनन के लिए सही उम्र 1.5 से 2 वर्ष के बीच का होना चाहिए।
- अण्डको  ा को शरीर से अलग नहीं होना चाहिए एवं पूर्ण रूप से विकसित होना चाहिए।
- नर के शरीर पर वसा का जमाव एक निर्धारित मात्रा से अधिक नहीं होना चाहिए।
- नर का स्वास्थ्य अच्छा होना चाहिए एवं उसके इतिहास से पता कर लेना आवश्यक है कि उसे कोई अनुवांशिक बीमारी नहीं होना चाहिए।
- नर दिखने में स्वस्थ एवं चंचल स्वभाव का होना चाहिए।

### प्रजनन के लिए मादा का चुनाव

मादा के चुनाव के लिए भी निम्नलिखित मानदण्ड निर्धारित किए गए हैं –

- ऐसे मादा का चुनाव करना चाहिए जो एक बार में अधिक संख्या में बच्चा देती हो एवं जन्म के समय बच्चों का वजन भी अधिक होना चाहिए।
- मादा का बैकफैट फिटनेस भी अधिक हो।
- मादा का थन तथा बाली पूर्ण विकसित होना चाहिए एवं बाली की संख्या 12 से कम नहीं हो।
- मादा का शारीरिक बनावट आकार का होना चाहिए।
- मादा का उम्र 2 से 3 वर्ष के बीच होना चाहिए।

- मादा ठीक से अपने बच्चों के देखभाल में सक्षम होना चाहिए।
- मादा स्वभाव से अक्रामक न होकर घरेलू होना चाहिए।
- मादा में किसी प्रकार की कोई अनुवांशिक बीमारी नहीं होनी चाहिए।
- बच्चों के प्रति मादा का आकर्षण भी होना चाहिए।
- भारतीय परिवेश में 6 माह के मादा शूकर के देशी नस्ल का वजन 30 से 35 कि. ग्रा. क्रॉस नस्ल 45–50 कि. ग्रा. एवं विदेशी नस्ल का भार 60–70 कि. ग्रा. होता है।

## शूकर को मशीन के जैसा क्यों मानते हैं?

शूकर विभिन्न प्रकार के दाने एवं चारे को कीमती मॉस में परिवर्तित करता है इसलिए इसे मशीन भी कहते हैं।

### चयन प्रक्रिया को प्रभावित करने वाले कारक

- अच्छे नस्ल के जानवरों की उपलब्धता
- विकास दर
- जानवर का स्वभाव
- मांस का गुणवत्ता
- दाने को मांस में परिवर्तन करने की क्षमता
- शूकर एवं शूकर से होने वाले उत्पाद का बाजार मूल्य
- रोगनिरोधक क्षमता
- चयन किये जाने वाले जानवर के पूर्वजों का उत्पादन क्षमता
- जानवर का स्वास्थ्य
- चयनित नस्लों की विश्वसनीयता
- जानवर की उत्पादन क्षमता
- प्रति मादा द्वारा एक बार में बच्चा पैदा करने की क्षमता एवं बारंबारता
- मादा द्वारा संभोग के बाद गर्भधारण करने की क्षमता एवं
- मादा का अपने बच्चों के प्रति संवेदनशीलता

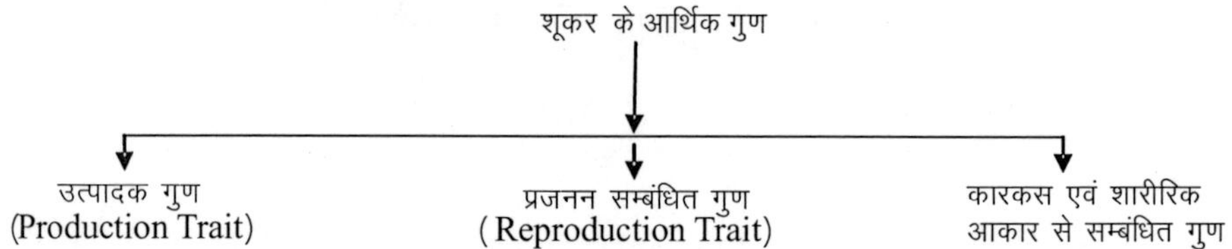


## उत्पादक गुण (Production Trait)

- एक बार में एक मादा से उत्पन्न बच्चों की औसत संख्या एवं बच्चों का औसत वजन (मीन लीटर साईज एवं मीन लीटर वेट)
- माँ से अलग करते समय बच्चों की औसत संख्या एवं औसत वजन
- बच्चों का जन्म से लेकर माँ से अलग करते समय तक का विकास दर
- भोजन को मांस में परिवर्तित करने की क्षमता
- माँ द्वारा बच्चों के लिए दूध उत्पादन करने की क्षमता

## प्रजनन से सम्बन्धित गुण (Reproduction Trait)

- मादा द्वारा गर्भधारण करने की क्षमता।
- मादा द्वारा बच्चा पैदा करने (ब्यान) की बारंबारता।
- एक मादा द्वार एक बार में पैदा बच्चों की संख्या।
- उपरोक्त सभी गुणों की हेरीटेब्लिटी कम होती है।
- माँ से अलग करते समय बच्चों की संख्या।

## कारकस एवं शारीरिक आकार से सम्बन्धित गुण

- माता–पिता द्वारा इन गुणों को सन्तान तक स्थानांतरित करने की क्षमता (हेरीटेब्लिटी) अधिक होती है।
- हेरीटेब्लिटी अधिक होने के कारण चयन की प्रक्रिया से इन गुणों का विकास भी किया जा सकता है।

## विभिन्न गुणों के नाम (Qualitative Trait)

- एक जानवर से भोजन के लिए उपयुक्त मांस का वजन।
- वध करने के (मारने) बाद जानवर के शरीर की लम्बाई।

- शरीर के पिछले भाग, जैसे पिछले जंघे एवं पुट्ठों पर वसा का जमाव (बैक फैट थिकनैस)
- लॉयन से आँख तक का क्षेत्रफल एवं
- मांस तथा हड्डी का अनुपात

**क्वान्टीटेटीव गुण (Quantitative Trait)**

1. शूकर के बाल का आयतन
2. पी. एच.
3. मांस द्वारा पानी को धारण करने की क्षमता।

**शूकर पालन के लिए किसान को 10 मादा शूकर पर 01 नर शूकर को रखना चाहिए। प्रारम्भ में छोटे किसानों को 5 मादा शूकर पर 01 नर शूकर को रखना चाहिए एवं शूकर पालन सम्भव हो, तो छोटे शावकों से प्रारंम्भ करना चाहिए।**

## शूकर प्रक्षेत्र से किस प्रकार के जानवर को बाहर करें?

**नर**

- प्रजनन करने में असमर्थ
- प्रजनन क्षमता समाप्त या कम हो जाने पर
- बहुत उपद्रवी एवं लड़ाकू नर को भी अलग करना चाहिए।
- बहुत मोटे नर को भी अलग कर देना चाहिए जो प्रजनन के लिए मादा पर नहीं चढ़ सकें।
- संक्रमित अण्डको ा एवं कमजोर पैर वाले नर का भी उपयोग के लिए नहीं रखना चाहिए।

**मादा**

- प्रतिवर्ष प्रक्षेत्र के एक तिहाई बूढ़े एवं बीमार मादा को स्वस्थ एवं जवान मादा से स्थानांतरित करना चाहिए।
- मादा अगर प्रजनन के 4 दिन बाद तक भी गर्भधारण के लक्षण प्रदर्शित न कर सके, तो उसे भी बाहर कर देना चाहिए।

- लड़ाई करने वाली एवं नर्वस रहने वाली मादा को भी अलग कर देना चाहिए।
- कम दूध देने वाली, कम बच्चा देने वाली एवं कम भोजन करने वाली मादा को भी प्रक्षेत्र में नहीं रखना चाहिए।
- विकृत एवं छोटे बाली वाली मादा को भी प्रक्षेत्र से बाहर करना चाहिए।
- किसी प्रकार के प्रजनन की बीमारी से ग्रस्त मादा को भी प्रक्षेत्र से अलग कर देना चाहिए।

## विभिन्न प्रजनन सम्बन्धी लक्षण

- शूकर के वयस्क होने का उम्र – 6 से 7 माह
- प्रजनन के लिए उपयुक्त मादा की उम्र – 10 से 12 माह
- प्रजनन के लिए उपयुक्त मादा का शारीरिक भार – 80 से 90 कि. ग्रा.
- प्रजनन के लिए उपयुक्त नर की उम्र – 18 से 24 माह
- एक नर से कितने मादा को एक सीजन में प्रजनन कराना चाहिए – 10
- मादा को गर्भित नहीं होने पर गर्म होने का चक्रण – प्रति 21 दिनों पर
- मादा को गर्म रहने की अवधि – 2 से 3 दिन
- संगम कराने का समय – जो मादा प्रारम्भ में कभी संगम न किया हो, उसे गर्म होने के प्रथम दिन नहीं संगम कराना चाहिए एवं बच्चे पैदा कर चुकी मादा को गर्म होने के दूसरे दिन नर से संगम कराना चाहिए।

## प्रजनन सम्बंधी विभिन्न पहलुओं की जानकारी

कितना बार नर से संगम कराना चाहिए – 2 बार 12 घंटे के अंतराल में

मादा द्वारा गर्भ धारण करने की अवधि – 112 से 114 दिन

मादा द्वारा बच्चों को दूध पिलाने की अवधि – 42 दिन

जन्म के समय मादा से पैदा होने वाले बच्चों की संख्या – 10 से 14

बच्चों को माँ से अलग करते समय बच्चों की औसत संख्या – 8 से 10

विश्राम की अवधि – 45 दिन

बच्चों को माँ से अलग करने के बाद (विनिंग) मादा कितने दिनों में गर्म होती है – 2 से 10 दिनों में

संगम कराने का समय – बच्चों से अलग करने के 15 दिन बाद

नर द्वारा मादा के जननांग में छोड़े गये शुक्राणुओं की मात्रा – 200 मि. ली.

मांस के लिए पलने वाले नरों को वध ना करने का समय – 4 से 8 सप्ताह

शूकर को बाजार में बेचने के समय उम्र – 6 माह

दो ब्यान के बीच की अवधि – 7 से 7 माह

एक मादा द्वारा पैदा किये गये बच्चों की औसत संख्या – 08

शूकर का औसत जीवन अवधि – 8 से 10 वर्ष

**प्रजनन के लिए उपयुक्त शूकर पर ध्यान देने योग्य कुछ महत्वपूर्ण पहलू।**

## प्रजनन योग्य शूकर का प्रबन्धन

प्रजनन योग्य शूकर को प्रजनन की प्रक्रिया के लिए अधिक ऊर्जा की आवश्यकता होती है। इसलिए ऐसे जानवरों को प्रजनन के दौरान 10 से 15 दिनों की अवधि तक औसत से अधिक मात्रा में खाद्य पदार्थ देना चाहिए जिसे फ्लशिंग (Flushing) (अतिरिक्त खाद्य पदार्थ प्रदान करना) कहते हैं। इस अवधि के दौरान –

- जानवर को बर्सीम, ल्यूर्सन एवं बरबटी जैसे रसदार पौधों को हरे चारे के रूप में देना चाहिए जो प्रोटीन, शक्कर, विटामिन एवं खनिज लवण की आवश्यक मात्रा को पूरा कर सके।
- इस अवधि के दौरान नर एवं मादा को औसत से अतिरिक्त मात्रा में अनाज देना चाहिए।
- इस अवधि में खाद्य पदार्थ की अतिरिक्त मात्रा में प्रजनन प्रक्रिया में युक्त नर के शुक्राणु एवं मादा में अण्डों की गुणवत्ता एवं संख्या को बढ़ाता है।

प्रजनन के समय से 1 से 2 सप्ताह पहले से जानवर के खाद्य पदार्थ में 0.5 से 0.7 किलोग्राम की वृद्धि की जाती है जिसे अतिरिक्त भोजन या **फलशिंग** भी कहते हैं जिसके लाभ निम्नलिखित हैं –

- इससे प्रजनन में प्रयुक्त होने वाली मादा के शारीरिक विकास में मदद मिलती है।
- मादा में गर्म होने के तीव्र लक्षण दिखाई पड़ते हैं।
- अण्डा देने के दर में भी बढ़ोत्तरी हो जाती है।
- अधिक संख्या में बच्चे जन्म लेते हैं।

- मादा में औसत से अधिक गर्भधारण करने की क्षमता होती है ।
- नवजात का शारीरिक भार औसत से अधिक होता है।

गर्म होने पर मादा द्वारा लक्षण जो निम्नलिखित हैं –

- योनि द्वार (भलमा) में सूजन आ जाती है एवं लाल रंग हो जाता है।
- योनि से लसलसा स्त्राव होने लगता है।
- मादा थोड़ी मात्रा में बार–बार मूत्र त्याग करती है।
- भोजन नहीं करती।
- गर्म मादा झुण्ड के दूसरे मादा पर चढ़ती है।
- गर्म मादा के पीठ दबाने पर वह खड़ी हो जाती है एवं अपनी कान भी खड़ी कर लेती है।
- स्वभाव में चंचलता बढ़ जाती है एवं परेशान दिखती है।
- गर्म मादा एक खास प्रकार का गुर्राहटपूर्ण आवाज निकालती है।

## संकर प्रजनन

सम्पूर्ण भारतवर्ष में अधिकतर शूकर, देशी नस्ल के हैं जो कि विदेशी नस्ल (लार्ज व्हाइट यार्कशायर, लैंडरेस, हैम्पशायर, टेमवर्थ इत्यादि) की तुलना में आर्थिक दृष्टिकोण से कम उपयोगी हैं।

देशी शूकरों की बच्चे देने की क्षमता एवं वजन में बढ़ोत्तरी विदेशी नस्ल की तुलना में बहुत कम होती है। प्रदेश के ग्रामीण वातावरण में शुद्ध विदेशी नस्ल के शूकर को पालने में शूकर पालकों को काफी कठिनाइयों का सामना करना पड़ता है, जिसके कारण विदेशी नस्ल के शूकर ग्रामीण वातावरण के लिये आर्थिक दृष्टिकोण से उतने उपयोगी नहीं हैं जितने कि संकर नस्ल के शूकर।

## संकर अभिजनन

पशु अभिजनन की ऐसी पद्धति है जिसे अपनाकर प्रथम ब्यात के संकर शूकर की बच्चे देने की क्षमता अल्प समय में ही कई गुना बढ़ायी जा सकती है।

इस पद्धति को अपनाकर ग्रामीण क्षेत्र के शूकर पालक, जो देशी शूकर मुख्य रूप से पालते हैं, भरपूर लाभ प्राप्त कर सकते हैं।

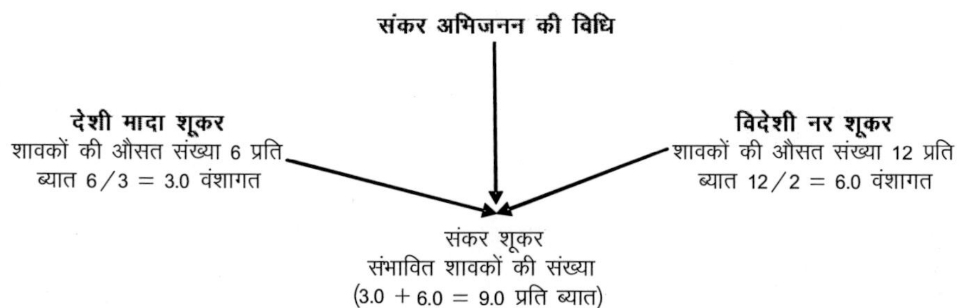


उपर्युक्त विधि के अनुसार संकर अभिजनन अपनाने से औसतन 6 शूकर शावक प्रति ब्यात की क्षमता रखने वाली देशी शूकर मादा से औसतन 9.0 शूकर शावक की क्षमता वाली संकर शूकर मादा प्राप्त की जा सकती है।

भारतवर्ष में मुख्य रूप से लार्ज व्हाइट यार्कशायर, टेमवर्थ, लैण्डरेस एवं हैम्पशायर विदेशी नस्लों के नर शूकर उपलब्ध हैं जिनको संकर अभिजनन हेतु उपयोग में लाया जा सकता है।

अतः अभिजनन को रोकने हेतु शूकर नर को बदल–बदल कर उपयोग करना हितकर होगा।

देशी एवं संकर शूकर की प्रमुख औसत विशेषताएँ

| क्र. | लक्षण | देशी शूकर | संकर शूकर | प्रतिशत/ बढ़ोत्तरी |
|---|---|---|---|---|
| 1. | एक ब्यात में बच्चों की संख्या | 6 | 9 | 50: |
| 2. | जन्म के समय भार (कि.ग्रा.) | 0.7 | 0.9 | 29: |
| 3. | दूध छुड़ाते समय औसत भार (कि.ग्रा.) | 7 | 9.5 | 36: |
| 4. | 8 माह में औसत वजन (कि.ग्रा.) | 40 | 70 | 75: |
| 5. | खाद्य परिवर्तित करने की क्षमता | 1:4.8 | 1:3.5 | 27: |
| 6. | मृत्यु दर (:) | 30 | 15 | 50: (कमी) |
| 7. | औसत गर्भकाल (दिन) | 107 | 110 | 50: |

देशी शूकर एक किलो वजन के लिये संकर शूकर की तुलना में डेढ़ गुना अधिक दाना मिश्रण खाते हैं।

देशी शूकरों में चर्म रोग काफी अधिक होता है लेकिन संकर शूकर प्रायः चर्म रोग से मुक्त रहते हैं अर्थात् संकर शूकर में चर्म रोग प्रायः नहीं के बराबर होता है।

ग्रामीण वातावरण में संकर शूकर देशी शूकर की तुलना में आर्थिक दृष्टिकोण से करीब चार से पाँच गुना अधिक लाभकारी है।

## देशी शूकरों में संकरीकरण के परिणाम

भारत में शूकर पालन वर्षों से प्रचलित है परन्तु इसकी उपयोगिता केवल इसके द्वारा प्रदत्त बालों एवं माँस तक ही सीमित है। मांस की प्राप्ति हेतु इस जाति का उपयोग भारत में अभी सीमित है, क्योंकि हमारी समस्त जनसंख्या मुख्यतः शाकाहारी है। विदेशों में इस पशु की उपयोगिता मांस हेतु है एवं इसके दो प्रमुख खाद्य बेकन" एवं हेम" अत्यधिक लोकप्रिय हैं।

विदेशों में शूकर पालन पूर्व में मुख्यतः चर्बी हेतु किया जाता था परन्तु बदलती मान्यताओं के साथ यह मांसोत्पादन मे परिवर्तित हो चुका है। द्वितीय विश्वयुद्ध के बाद पाश्चात्य् देशों में अनुसंधान कार्यों के फलस्वरूप कई नई शूकर नस्लों का विकास किया गया जो बेकन एवं हेम के लिये उपयुक्त हैं, जैसे यार्कशायर, ड्यूराक, लैन्डरेस, टेमवर्थ, बार्कशाथर इत्यादि।

किसी भी पशु की उत्पादन क्षमता बढ़ाने के लिए दो प्रकार के अनुवांशिक साधन होते हैं –

- **चयन प्रणाली,**
- **संकरीकरण।**

चयन प्रणाली से उत्पादन वृद्धि अनुवांशिक क्षमता पर निर्भर है एवं यह वृद्धि धीमी गति से होती है जो कि सामान्यतया 1 से 2 प्रतिशत है। अर्थात् किसी एक गुण को विकसित कर उसे दूना करने में 50 से 100 वर्ष तक लग जायेंगे। संकरीकरण द्वारा यह वृद्धि शीघ्रता से दूनी या तीन गुना केवल एक ही पीढ़ी के अंतराल से प्राप्त हो जाती है। साथ ही साथ वर्ण संकर ओजस्विता के लाभ के फलस्वरूप हमें उत्पादन गुणों एवं क्षमता में अधिक लाभ की प्राप्ति होती है। संकरीकरण द्वारा एक जाति के गुण जो दूसरे में नहीं हैं, वर्ण संकर के रूप में आने वाली पीढ़ी में विकसित किये जा सकते हैं। इसी कारण से पाश्चात्य देशों ने संकरीकरण का सहारा लेकर शूकर उद्योग को अधिक लाभप्रद बना लिया है। भारत में "नायलॉन" उद्योग के विकसित होने से शूकर बालों की उपयोगिता घट गयी है, क्योंकि भारत में पशुओं से प्राप्त प्रोटीन की कमी होने से इस उद्योग का एक मुख्य आकर्षण मांस उत्पादन होने लगा है। अतः इस कार्य में अधिकाधिक लाभ हेतु यह आवश्यक है कि –

- प्रति ब्यात अधिक शूकर शावकों की प्राप्ति हो।
- शूकर शावकों का भार प्रति शूकर मादा से अलग करते समय (56 दिन) अधिक हो।
- शरीर भार वृद्धि शीघ्र हो ताकि कम उम्र में ही अधिक मांस की प्राप्ति हो सके।
- आहार का मांस में बदलने की क्षमता अधिक हो।
- वध अवस्था में अधिक मांस प्रतिशत हो।

यदि उपरोक्त लक्षणों को हम देशी शूकरों में देखें तो हमे ज्ञात होगा कि यह गुण विदेशी शूकरों की तुलना में देशी शूकरों में कम है। अतः देशी शूकर पालन मांस उत्पादन क्षमता हेतु उपयुक्त नहीं है।

1. इस तथ्य को निम्न तालिका से समझा जा सकता है –

| उत्पादन लक्षण | देशी शूकर | विदेशी शूकर भारत में | विदेशी शूकर विदेशों में |
|---|---|---|---|
| 1. प्रति ब्यात प्राप्त शूकर शावक संख्या | 5–6 | 8–9 | 10–12 |
| 2. माँ से अलग करने की अवस्था में प्रति शूकर शावक भार | 26–27 कि.ग्रा. | 79–80 कि.ग्रा. | 140–150 कि.ग्रा. |
| 3. भार वृद्धि | 220 ग्राम प्रतिदिन | 370–380 ग्राम/प्रतिदिन | 550–580 ग्राम प्रतिदिन |
| 4. मांस प्राप्ति हेतु वध के समय भार | 32 कि.ग्रा. | 55 कि0.ग्रा. | 90 कि.ग्रा. |
| 5. मांस की मात्रा | 66 प्रतिशत | 79 प्रतिशत | 80–88 प्रतिशत |

अतः हमारे देशी शूकर सबसे कम उत्पादन क्षमता रखते हैं। विदेशी शूकर भारत में कम उत्पादन, विदेशों की तुलना में, वातावरण एवं खाने–पीने की कमी के कारण देते हैं। अतः इस देशी शूकरों की इस कमी को दूर कर इसके विकास हेतु "अखिल भारतीय समन्वित" शूकर विकास योजनाओं में संकरीकरण द्वारा किया जा रहा है। भारत में चार स्थानों पर बरेली (उ.प्र.), गोहाटी (आसाम), तिरुपति (तमिलनाडु), एवं जबलपुर (म.प्र.), यह कार्य प्रगति पर है एवं इससे प्राप्त कुछ परिणाम इस प्रकार हैं –

संकर शूकरों में उत्पादन गुणों का विवरण –

| तालिका | औसत | देशी शूकर की तुलना में प्रतिशत वृद्धि | विदेशी शूकर की तुलना में प्रतिशत कमी |
|---|---|---|---|
| प्रति ब्यात बच्चों की संख्या | 7 | 27 | –29 |
| माँ से अलग करते समय बच्चों की संख्या | 6 | 20 | –33 |
| शरीर भार माँ से अलग करते समय | 51 | 100 | –37 |
| प्रति शूकर शावक शरीर भार | 8.5 कि.ग्रा. | 54 | –25 |
| वध अवस्था में शरीर भार | 45 कि.ग्रा. | 41 | –18 |
| भार वृद्धि प्रतिदिन | 300 ग्राम | 37 | –29 |
| मांस उत्पादन प्रतिशत | 67 प्रतिशत | 1.5 | –15 |
| हेम प्रतिशत | 23 प्रतिशत | 1.0 | –– |

इस तालिका से यह स्पष्ट है कि देशी शूकरों में अधिक मांस के लिये संकरीकरण अति आवश्यक है, क्योंकि देशी नस्लों की तुलना यदि विदेशी शूकरों से करें तो हम कहीं कुछ पाते ही नहीं हैं। साथ ही यदि देशी नस्लों की तुलना वर्ण संकर शूकर से करने पर वर्ण संकर शूकर अच्छा उत्पादन देते हैं, क्योंकि संकरीकरण द्वारा जहाँ हम वांछित गुणों का समावेश कर सकते हैं, वहीं पर साथ ही वर्ण संकर ओजस्विता का लाभ भी प्राप्त कर सकते हैं।

इन अनुसंधान योजनाओं द्वारा यह भी ज्ञात किया जा रहा है कि हम देशी नस्लों में विदेशी नस्लों के गुणों का समावेश 50 प्रतिशत या 75 प्रतिशत तक करें जिससे हमें अधिक लाभ मिल सके। विदेशों में अधिक मांस हेतु नस्ल प्रजनन पद्धति द्वारा शूकर प्रजनन कराया जा रहा है। इस क्रिया में प्रथम जाति से प्राप्त वर्ण संकर मादा को एक नई जाति के नर से गर्भाधान कराया जाता है। इससे अधिक अच्छे गुणों को शीघ्रता से विकसित कर अधिक लाभ प्राप्त होला है।

भारत में खाद्यान्न की कमी को दृष्टिगत रखते हुए यह आवश्यक है कि हम गाँवों में उतने ही व्यावसायिक द्विनस्ली मादा पैदा करें जितनी कि मांस उद्यम के लिए जरूरी है एवं शहरों में व्यावसायिक प्रजनन हेतु क्रय किये जा सकें। इस प्रकार हम त्रिनस्ली क्रिया विधि का शूकर मांस उत्पादन हेतु भारत में उपयोग कर सकते हैं एवं देशी नस्लों को परम्परागत विधि द्वारा बिना अतिरिक्त व्यय किये पाल सकते हैं।

### शूकर में प्रजनन के विभिन्न विधियों द्वारा शारीरिक विकास तथा उत्पाद क्षमता में वृद्धि

प्रजनन के लिये इस्तेमाल के लिये नर एवं मादा का चयन एक बड़े झुण्ड़ या आबादी से करना चाहिए जो वांछित विभिन्न गुणों पर आधारित होता है। जैसे –

1. एक बार में एक मादा से पैदा होने वाले बच्चों की संख्या
2. शूकर का शारीरिक भार ग्रहण करने की क्षमता
3. शारीरिक वृद्धि दर
4. शारीरिक रंग एवं वसायुक्त मांस

वर्तमान स्थिति में वसारहित मांस पैदा करने वाले शूकर को अधिक पसंद किया जा रहा है –

1. एक बार में एक गर्भ मादा द्वारा निषेचन के लिए औसतन 20 अण्डे ओवरी से बाहर आते हैं जिसमें लिटर साईज की हेरीटीस्लीटी कम होने के कारण अधिकतर अण्डों की मृत्यु हो जाती है एवं औसतन 8 से 10 अण्डे निषेचित होते हैं जिसके परिणाम स्वरूप एक मादा एक बार में औसतन 8 से 10 बच्चे पैदा करती है।

2. एक मादा द्वारा प्रतिवर्ष पैदा होने वाले बच्चों की संख्या : शूकर के बच्चों के माँ से 56 दिनों के बदले 42 दिनों में अलग कर दिया जाए तो एक वर्ष में मादा दो बार बच्चा दे सकती है। इसका मुख्य कारण है मादा द्वारा प्रजनन के लिए जल्द तैयार हो जाना।

3. शारीरिक विकास दर : जानवर का शारीरिक विकास दर उसके प्रतिदिन उसके शारीरिक भार में हो रहे बढ़ोत्तरी पर निर्भर करता है जो उसके अनुवांशिक क्षमता प्रतिदिन प्रदान किया जाने वाला भोजन पानी एवं प्रक्षेत्र के परिवेश पर निर्भर करता है।

4. जानवर द्वारा भोजन को मांस में परिवर्तित करने की क्षमता : शूकर के विभिन्न नस्लों परिवर्तित करने की क्षमता उस नस्ल के अनुवांशिकता पर निर्भर करता है जिसे चयन पद्धति द्वारा बढ़ाया जा सकता है।

5. जानवर को वध करने के बाद प्राप्त मांस की गुणवत्ताः यह विभिन्न कारकों पर निर्भर करता है –

   क) शरीर में वसायुक्त मांस की मात्रा

   ख) जानवर को मारने (वध) करने के पहले शरीर में ग्लूकोज की मात्रा

   ग) शारीरिक स्थिति

   घ) अनुवांशिकता

6. भारतवर्ष में शूकर प्रजनन के विभिन्न तरीके : शूकर जानवर के शारीरिक विकास दर एवं उत्पादन को बढ़ाने के लिए एक निर्धारित परिवेश के अंतर्गत प्रजनन के लिए अपनाये जाने वाले ढंग का चयन आवश्यक है जिसमें एक शुद्ध नस्ल वाले जानवर के झुण्ड से सबसे अधिक वांछित गुणों वाले नर एवं मादा का प्रजनन के लिये चयन मुख्य है।

❑❑❑

अध्याय 5

# शूकर पालन प्रबंधन

## शूकर पालन वैज्ञानिक दृष्टि में

इस अवस्था में आवश्यक है कि शूकर पालन को ऐसे व्यवसाय का रूप दिया जाए जो आर्थिक दृष्टि से स्वावलंबी हो। जैसे –

1. ऐसे शूकर का निर्माण किया जाए जो कम खर्च में अधिक पोर्क (शूकर मांस) दे सके।
2. इस पशु की अन्नतालिका में अन्न का भाग प्रमुख होता है, इसलिए ऐसे भोजन का चयन किया जाए जिससे मनुष्य उपयोगी भोजन तत्वों का कम से कम समावेश हो, इस प्रकार की क्षमता वाले शूकर का विकास दो प्रकार से संभव है।
3. उन्नत प्रजनन विधि से, जिसमें उत्तम पशु का हर पीढ़ी में चुनाव कर उससे प्रजनन कराना निहित है।
4. भोजन द्वारा, जिसमें स्थानीय सस्ते परंतु मनुष्य अनुपयोगी भोज्य पदार्थ द्वारा निहित संतुलित भोजन उन्नत प्रजनन विधि से प्राप्त शूकर को खिलाकर।

## शूकर आवास व्यवस्था

शूकर पालन हेतु ऊँचे धरातल वाले स्थान का चुनाव करना चाहिए किंतु वह स्थान काली/चिकनी मिट्‌टी वाला नहीं होना चाहिए। शूकर आवास मनुष्य के घर एवं फैक्टरी आदि से 15 मी., डेरी फार्म, कुक्कुट फार्म एवं अनाज भंडारों से 30 मी., पशु वध गृह, चर्म शोधन केंद्र व शहरी कचरा फेंकने के स्थान से कम से कम एक कि.मी. दूर बनाया जाना चाहिए। शूकर फार्म की बाहरी सीमा से मुख्य सड़क के बीच कम से कम 50 मी. का अंतर रखा जाना चाहिए। विभिन्न आयु के शूकरों के लिए आवश्यक धरातल के अनुसार होना चाहिए।

**तालिकाः शूकर आवास हेतु आवश्यक धरातल (Floor space) एवं आहार–पानी के ट्रफ**

| पशु श्रेणी | आवश्यक धरातल प्रति पशु (वर्ग मी.) | | पानी व आहार के ट्रफ की लंबाई x चौड़ाई (सें.मी.)/पशु |
|---|---|---|---|
| | बंद क्षेत्र | खुला क्षेत्र | |
| नर (बीज) शूकर (Boar) | 6.25-7.50 | 8.8-12.0 | 60-75x50 |
| ब्यायी/ब्यानेवाली शूकरी (Sow) | 7.50-9.00 | 8.8-12.0 | 60-75x50 |
| वीनर/मांसदायी शूकर | 0.96-1.80 | 8.8-12.0 | 25-35x50 |
| शुष्क मादा (Gilt) | 1.80-2.70 | 1.4-1.8 | 60-75x50 |

- शूकर प्रक्षेत्र के लिए आवश्यक भवन एवं शेडः पशुओं को उनकी आयु एवं उपयोगिता के अनुसार एक अथवा अलग–अलग शेड में रखा जाता है। शूकर आवास को स्टाई (Sty) कहते हैं। शूकर फार्म में भी निम्न भवन होने चाहिए –

  **नर शूकर बाड़ा (Boar Sty) :** एक बोर स्टाई में एक नर रखा जाता है तथा एक छत के नीचे अधिकाधिक 24 पशुओं की व्यवस्था की जानी चाहिए।

- **शुष्क/गर्भिणी मादा का बाड़ा (Dry sow or gilt sty) :** एक छत के नीचे अधिकाधिक 40 बाड़े बनाए जा सकते हैं। प्रत्येक बाड़े में 2,5 या 10 मादाओं को उनकी गर्भावस्था के अनुसार समूह बना करके रखना चाहिए। यह बाड़े दो कतारों में बनाए जाने चाहिए।

- **मांसदायी शूकरों का बाड़ा (Fattening sty) :** एक छत के नीचे अधिकाधिक 20 बाड़े बनाए जा सकते हैं तथा एक बाड़े में 16–32 शूकर रखे जा सकते हैं।

- **रोगी शूकर का बाड़ा (Sick sty) :** कुल पशुओं की संख्या का 5% की दर से यह बाड़े बनाए जाते हैं। रोगी शूकर का बाड़ा भी स्वस्थ पशुओं से दूर रखा जाना चाहिए। बाड़े में पानी, आहार व प्रकाश की व्यवस्था अवश्य की जानी चाहिए।

- **ब्याने वाली या प्रसूता शूकरी का बाड़ा :** इन पशुओं के लिए एक छत के नीचे 40 से अधिक बाड़े नहीं बनाए जाने चाहिए तथा प्रत्येक बाड़े में एक मादा को ही रखा जाना चाहिए। इन बाड़ों की ऊँचाई 1.2 मी. होनी चाहिए। पानी व आहार के ट्रफ प्रत्येक बाड़े में होने चाहिए।

- **वीनर शूकर शावकों का बाड़ा :** एक छत के नीचे इन पशुओं के लिए अधिकाधिक 30 बाड़े बनाए जाते हैं तथा प्रत्येक बाड़े में 10–20 शूकर शावक रखे जाते हैं। इनके अलावा वजन लेने का कक्ष (Weighing yard) भंडार, खाद का गड्ढा तथा गर्म क्षेत्रों शूकर हेतु वैलोइंग (Wallowing) टैंक (भूगर्भ में बनाया गया कीचड़युक्त कक्ष) का निर्माण जरूरी होता है। यह टैंक कम से कम 2.5x1.2x0.15 मीटर आकार का सीमेंट–कंक्रीट से बनाया जाना चाहिए। इसके ऊपर पानी छिड़काव की व्यवस्था होनी चाहिए ताकि लू से पशुओं का बचाव किया जा सके।

- **आवासों की बनावट :** शूकर बाड़ों की फर्श सीमेंट–कंक्रीट या ईंट–सीमेंट से बनानी चाहिए। फर्श की ऊपरी सतह खुरदरी बनाई जाती है ताकि पशुओं को फिसलने से बचाया जा सके। बाड़ों की ऊँचाई 2–2.5 मी. होनी चाहिए तथा बड़ी दीवार के उपरी छोर से 0.5 मी. नीचे निश्चित ऊँचाई पर झरोखा (1.0 मी. लंबे x 0.6 मी. ऊँचे) बनाए जाने चाहिए। शूकर बाड़ों की छत आर सी सी से या टिन या एस्बेस्टॉस की चादरों से बनाई जानी चाहिए। आवश्यकतानुसार छत समतल या तिकोनी बनाई जा सकती है। प्रत्येक बाड़े में 1.2–1.5 मी. ऊँचे व 0.75–1 मी. चौड़े दरवाजे दिए जाते हैं। दरवाजे व झरोखों पर बाहर की ओर मक्खी प्रूफ जाली लगानी चाहिए। प्रत्येक बाड़े में एक नाली (25 सें.मी. चौड़ी तथा उसमें 2.5 से.मी. का ढाल देते हुए 10 मी. लंबी) अवश्य बनानी चाहिए।

- **शूकरों को मैदान में रखने हेतु आवास व्यवस्था :** विश्व खाद्य संगठन (FAO) ने शूकरों को मैदान में पालने के लिए एक विशेष प्रकार के आवास की व्यवस्था सुझाई है। इस व्यवस्था के अंतर्गत शूकर पालन हेतु पूरे प्रक्षेत्र के चारों ओर मजबूत चारदीवारी (बाउन्ड्री) होनी चाहिए ताकि शूकर उसे भेद कर बाहर न आ सकें। शूकरों को सोने के लिए अर्द्ध –वृत्ताकार एक मीटर ऊँचे छत वाले शेड साफ–सुथरे व ऊँचे स्थान पर रख दिए जाते हैं जो कि आवश्यकतानुसार अन्यत्र स्थानांतरित किए जा सकते हैं। शूकर शावकों के लिए ऐसे ही बाड़े अलग से बनाए जाने चाहिए तथा बड़े शूकर उसमें प्रवेश न कर सकें, ऐसी व्यवस्था कर देनी चाहिए। प्रत्येक बाड़े में सूखे घास की शैय्या अवश्य दी जानी चाहिए। शूकरों का स्वभाव होता है कि वह अपने सोने के स्थान में सामान्यतः मल त्याग नहीं करते हैं किंतु बाड़े में या उसके आस–पास पड़े मल की सफाई प्रतिदिन किया जाना आवश्यक होता है।

- **शूकर पालन हेतु पशुओं का चयन :** शूकर पालन हेतु नस्ल के चुनाव व्यवसाय की उपयोगिता को दृष्टिगत करते हुये करना चाहिये। मांसोत्पादन हेतु संकर नस्ल अथवा विदेशी नस्ल, जैसे लार्ज व्हाइट यार्कशायर, मिडिल व्हाइट यार्कशायर, हैम्पशायर, लैडरेस इत्यादि का चुनाव करना चाहिये, देशी शूकरों से मांस तथा बाल दोनों प्राप्त किये जा सकते हैं परन्तु इनमें भारवृद्धि कम होती है।

## नर शूकर का चयन

नस्ल का चुनाव हो जाने पर नर का चुनाव करें। नर का चुनाव करते समय यह ध्यान रखना चाहिये कि वह ऐसी मादा का बच्चा हो जिसने एक बिछाली में सबसे अधिक बच्चे दिये हों ताकि इस गुण का लाभ हमें आने वाली संतानों में प्राप्त हो सके। दूध छुड़ाने की अवस्था में उस मादा के अधिक से अधिक बच्चे जीवित रहें तथा जिसके बच्चे शीघ्रता से भार वृद्धि करें। लगभग चार से छह माह की उम्र में नर का चुनाव करना चाहिये। नर पशु देखने में सुडौल, आकर्षक तथा स्वस्थ बनावट वाला होना चाहिये, उसमें कठोरता तथा मर्दानगी होना चाहिये, उसके दोनों अण्डकोश बराबर हों।

## मादा शूकर का चुनाव

मादा (ओसर) का चुनाव करते समय भी नर शूकर के समान मादा बड़ी बिछाली से शीघ्र भार वृद्धि करने वाली लेना चाहिये। देखने में सुडौल, हृष्ट–पुष्ट, टाँगें लम्बी, वार्श्व गहरा व लंबा, पुट्ठा व कमर चौड़ी तथा छाती का घेरा बड़ा हो। स्वभाव सरल होना चाहिये।

## मादा शूकर की देखभाल एवं प्रबन्ध

मादा शूकर की देखरेख अलग–अलग समयों पर अलग–अलग प्रकार से की जानी चाहिये। मदकाल की अवस्था सामान्य मादा शूकर 7 से 8 माह की उम्र में प्रदर्शित करने लगती है। मदकाल की अवस्था 48 से 72 घंटों तक रहती है। मदकाल प्रत्येक 21 दिनों के अंतराल से प्रदर्शित होता रहता है। मदकाल के सामान्य लक्षण में योनि मार्ग से सफेद पारदर्शक चिपचिपा तरल द्रव का रिसाव होता है। योनि में लालिमा रहती है तथा सूजन आ जाती है। ऐसी मादा शूकर दूसरे पशुओं के ऊपर चढ़ते हैं। थोड़ी–थोड़ी अंतराल से मादा बार–बार मूत्र त्याग करती है। मदकाल की सही पहचान कर मादा का प्रजनन उन्नत नस्ल के नर सांड शूकर के साथ कराना चाहिए। मदकाल प्रारम्भ होने के 24 घंटे बाद प्रजनन कराना उचित होता है। प्रजनन तीन दिनों तक कराना चाहिये। प्रथम दिन दो बार अर्थात सुबह एवं शाम, दूसरे दिन एक बार, केवल सुबह तथा तीसरे दिन दो बार सुबह एवं शाम कराना चाहिए।

ब्याने वाली मादा शूकर एवं बिछाली की देखरेख में विशेष सावधानी रखनी पड़ती है। ऐसी मादा पशु को साफ–स्वच्छ पुताई किये गये कमरे में रखना चाहिये। कमरे के चारों ओर एक फुट हटकर 9 इंच ऊंचाई पर लोहे के पाईप लगा देते हैं जिन्हें सुरक्षा पट्टी कहते हैं। सुरक्षा पट्टी लगी रहने से मादा जब दीवार से सटकर बैठती है तब दीवार और मादा के बीच फंसकर बच्चे मरने से बचे रहते हैं। कमरे में नरम घास अथवा भूसे की बिछावन रखनी चाहिये।

## शूकर शावकों की देखभाल

मादा का प्रसवकाल एक घण्टे से सात घण्टों का होता है। एक बिछाली में मादा औसतन पाँच से चौदह बच्चे तक देती है। यह संख्या मादा की प्रजाति पर निर्भर करती है। बच्चों के जन्म के उपरांत कमरे की धुलाई फिनाईल या अन्य कीटाणुनाशक दवा पानी में डालकर करना चाहिए। आठ सप्ताह तक बच्चों को मादा के साथ रखना चाहिये तथा इस अवधि में इसकी विशेष देखभाल करनी चाहिये।

नये जन्म लिये शूकर शावक के आठ दांत होते हैं जिन्हें प्रथम सप्ताह में काट देना चाहिये ताकि शूकर शावक एक–दूसरे को काटकर घाव न पहुंचा सके। नये शावकों को लौह लवण का इंजेक्शन देना चाहिये तथा मादा शूकर के थनों के आसपास लौह लवण का पेस्ट बनाकर लगाना चाहिये। दूध पीते समय यह लौह लवण का पेस्ट बच्चे चाट लेते हैं। इस प्रकार शूकर शावकों को रक्ताल्पता से बचाया जा सकता है। शूकर शावकों को विशेष आहार जिसमें प्रोटीन की मात्रा अधिक देना चाहिये ताकि इनकी शीघ्र भार वृद्धि हो सके। इस आहार को क्रीप राशन कहते हैं। क्रीप राशन शूकर शावकों को इस तरह से देना चाहिये कि उसका उपयोग माँ शूकर न कर सके। पॉच से आठ सप्ताह के बीच शूकर शावकों को स्वाइन फीवर तथा मुँह खुरपका का टीकाकरण कर देना चाहिये, नर शूकर शावकों को जिनका उपयोग भविष्य में सांड़ के रूप में नहीं करना है, इसी समय बंध्याकरण करना चाहिये। ऐसा करने से इनकी भार–वृद्धि शीघ्रता से होती है। प्रत्येक शूकर शावक की व्यक्तिगत पहचान रखने हेतु इनके कान में छोटे–छोटे आकार के कटाव करने से इन्हें आसानी से पहचाना जा सकता है। 8 सप्ताह के बाद शूकर शावकों को मादा से अलग कर देना चाहिये ताकि मादा कमजोर न हो सके। शूकर शावकों को अलग से संतुलित आहार प्रदान करना चाहिये।

## नर–शूकरों की देखभाल एवं प्रबन्ध

लगभग आठ से दस माह की अवस्था में नर शूकर प्रजनन के योग्य हो जाते हैं। इन्हें इस उम्र के बाद अलग–अलग बाड़ों में रखना चाहिये। इन्हें इनकी आवश्यकतानुसार संतुलित आहार देना चाहिये ताकि इनका विकास अच्छी तरह से होता रहे। वयस्क नर शूकर प्रतिदिन 1.5 से 2.0 कि.ग्रा. तक आहार ग्रहण करता है। नये नर सांड़ से प्रारम्भ में सप्ताह में केवल एक बार प्रजनन कराना चाहिये तथा प्रौढ़ नर शूकरों से सप्ताह में दो बार प्रजनन करवाना चाहिये। सभी शूकर पशुओं की बाड़े में मौसम की आवश्यकतानुसार देखभाल करना चाहिये।

## प्रजनन योग्य शूकरों का प्रबन्धन

प्रजनन योग्य नर एवं मादा के लिए 10 से 15 दिनों तक प्रक्षेत्र से प्रदान किये जाने वाले भोजन की मात्रा को बढ़ा देते हैं जिसे फ्लशिंग कहते हैं जिसके भोज्य पदार्थ निम्नलिखित हैं –

1. रसदार चारा, जैसे बरबटी, बरसीम ल्यूर्सन का उपयोग प्रोटीन, मिनरल तथा विटामिन प्रदान करने के लिए अतिरिक्त मात्रा में देते हैं।
2. भोजन में 20 से 30: दाने की अतिरिक्त मात्रा।
3. उपरोक्त पदार्थों के साथ मल्टीविटामिन का सूई भी इस दौरान जानवर को लगाते हैं।

**फ्लशिंग या प्रजनन के दौरान जानवर को प्रदान किये जाने वाले भोजन की अतिरिक्त मात्रा :** प्रजनन के दौरान नर एवं गर्म मादा को 0.5 से 0.7 कि.ग्रा. प्रदान किये जाने वाले अनाज की अतिरिक्त मात्रा को फ्लशिंग कहते हैं। प्रदान किया जाने वाला अनाज की अतिरिक्त मात्रा जानवर में मादा में अण्डोप्सर्जन एवं वीर्य की मात्रा एवं गुणवत्ता दोनों में वृद्धि करता है। इस प्रक्रिया में 0.5 से 0.7 कि.ग्रा. अतिरिक्त अनाज का मिश्रण 1 से 2 सप्ताह के लिए नर एवं मादा दोनों को देते हैं।

## फ्लशिंग के फायदे

1. यह मादा के शारीरिक क्षमता को बढ़ाता है।
2. रति क्रिया के चक्र को संपूर्ण करता है।
3. रति चक्र के बाह्य शारीरिक प्रदर्शन को मादा में बेहतर करता है।
4. अण्डोत्सर्जन की क्षमता को बढ़ाता है।
5. मादा से एक बार में पैदा होने वाले बच्चों की संख्या को भी बढ़ाता है।
6. बच्चों को माँ से अलग करने एवं अगली बार गर्भधारण करने के अंतराल को कम करता है।
7. भ्रूण मृत्यु के दर को भी कम करता है।

वयस्क नर का संग पूर्ण रूप से अविकसित मादा शूकरी को भी जल्द प्रजनन के लिए तैयार कर देता है। यह प्रजनन के समय अंतराल को कम करके 165 दिन तक कर देता है।

## गर्भस्थ मादा में अविकसित भ्रूण

गर्भस्थ मादा में भ्रूण के विकास को रोकने वाले कारक निम्नलिखित हैं–

1. जन्म के समय नवजात बच्चे के शारीरिक क्षति।
2. पैदा होते समय वातावरण का तापमान
3. मादा का उम्र।
4. फंगी का संक्रमण एवं
5. अन्य संक्रमण बीमारी

## मादा में गर्भ का आंकलन कैसे करें?

मादा शूकर के गर्भ का पता करने के कुछ महत्वपूर्ण विधि निम्नलिखित हैं–

1. भेजाईनल बायोप्सी तकनीक : इस तकनीक से गर्भ की सटीक जानकारी मिलती है तथा लागत खर्च भी कम होता है। यह तकनीक 76% सही जानकारी देता है।
2. अल्ट्रा सोनोग्राफी तथा
3. खून में विशेष हारमोन प्रोजेस्ट्रॉन की मात्रा का जाँच।

□□□

अध्याय 6

# शूकर पोषण

इस पशु की विशेषता होती है कि यह शीघ्रता से भारवृद्धि करता है। अतः इसके आहार का प्रबंध सावधानीपूर्वक करना चाहिये। आठ सप्ताह तक के शूकर शावक को 20 प्रतिशत प्रोटीन तथा 3200 कैलोरी ऊष्मा की आवश्यकता प्रतिदिन होती है तथा आठ सप्ताह के उपराँत 16 प्रतिशत प्रोटीन तथा 2800 कैलोरी ऊष्मा की आवश्यकता होती है। यदि मुक्त विचरण पद्धति से शूकर पाले जाते हैं, तब इन्हें प्रतिदिन 400 ग्राम संतुलित आहार देना चाहिये तथा बाड़े में रखे गये शूकरों को 1200 ग्राम आहार प्रतिदिन प्रदान करना चाहिये। इसके साथ बाड़े में रखे गये शूकरों को 2 से 3 कि.ग्रा. हरा चारा प्रतिदिन देने से इनकी भारवृद्धि शीघ्रता से होती है। यह आहार की मात्रा 6 से 8 माह की उम्र के शूकर को आवश्यकतानुसार है। आठ माह की उम्र के पश्चात प्रति शूकर 2 से 2.5 कि.ग्रा. आहार तथा 3 से 5 कि.ग्रा. हरा चारा प्रतिदिन देना चाहिये।

अन्य सस्ते आहार में कोढ़ा 70 कि.ग्रा. मूँगफली की खली 28 कि.ग्रा. तथा खनिज लवण 2 कि.ग्रा. तथा मक्का 33 कि.ग्रा., कोढ़ा 37 कि.ग्रा., मूँगफली की खली 28 कि.ग्रा. तथा खनिज लवण 2 कि.ग्रा. अथवा कोदो, कुटकी व कनकी मिलाकर 35 कि.ग्रा. मूँगफली की खली 10 कि.ग्रा., चोकर 47 कि.ग्रा., मछली का चूरा 6 कि. ग्रा. तथा खनिज लवण 2 कि.ग्रा.।

इन आहार के अतिरिक्त कृषि के विभिन्न उत्पाद जो निःशुल्क होते हैं या सस्ते मिलते हैं। शूकर आहार के रूप में उपयोग में लाकर अनाज रूपी आहार की बचत की जा सकती है।

# शूकर पालन में आदर्श आहार का महत्व

शूकर की दैनिक खाद्य आवश्यकता [IS 7472:1986 (Clause 3.3)] re-affirmed, 2001

| क्र. | आहार में आवश्यक तत्व | शूकर स्टार्टर/ क्रीप फीड | शूकर ग्रोथ फीड | शूकर फिनिशिंग/ प्रजनन योग्य शूकर फीड |
|---|---|---|---|---|
| 1 | नमी (भार में :) | 11 | 11 | 11 |
| 2 | कच्चा प्रोटीन (न्यूनतम) (भार में :) | 20 | 18 | 16 |
| 3 | कच्चा वसा (न्यूनतम) (भार में :) | 20 | 20 | 20 |
| 4 | कच्चे रेशे (अधिकतम) (भार में :) | 50 | 60 | 80 |
| 5 | कुल लवण (अधिकतम) (भार में :) | 80 | 80 | 80 |
| 6 | ए.आई.ए. (अधिकतम) (भार में :) | 4.0 | 4.0 | 4.0 |
| 7 | उपापचय के लिए आवश्यक ऊर्जा ;डम्) (न्यूनतम) (किलो कैलोरी प्रति कि.ग्राम) | 3360 | 3170 | 3170 |
| 8 | कैल्शियम (न्यूनतम) (भार में :) | 0.6 | 0.6 | 0.6 |
| 9 | उपलब्ध फास्फोरस (न्यूनतम) (भार में :) | 0.6 | 0.4 | 0.5 |
| 10 | लौह तत्व (न्यूनतम) Mg/Kg | 8 | 6 | 6 |
| 12 | मैग्नीज ( न्यूनतम) Mg/Kg | 30 | 30 | 20 |
| 13 | जिंक (न्यूनतम) Mg/Kg | 50 | 50 | 50 |
| 14 | साधारण नमक (अधिकतम भार में :) | 0.5 | 0.5 | 0.5 |
| 15 | नियासिन Mg/Kg | 17 | 14 | 10 |
| 16 | पैंटोथिनिक एसिड | 11 | 10 | 10 |
| 17 | राइबोफ्लेबिन Mg/Kg | 3 | 2.4 | 2.2 |
| 18 | विटामिन बी–12 Micro Gram / Kg | 15 | 11 | 11 |
| 19 | विटामिन–ए IU/Kg | 1700 | 1300 | 1300 |
| 20 | विटामिन–डी IU/Kg | 190 | 180 | 130 |

**क्रमांक 2 से 14 तक के सभी मान नमीरहित हैं**

शूकर पालन व्यवसाय हमारे देश में उस वर्ग के हाथ में है, जो गरीब की सीमा रेखा से भी नीचे है। वर्तमान स्थिति में शूकर पालन में कोई भी पैसा खर्च नहीं किया जाता और पशु खुले क्षेत्र से प्राप्त आहार पर ही निर्भर रहते हैं। इसके परिणामस्वरूप पशु उत्पाद

अर्थात् बाल व मांस कम मात्रा में एवं निम्न स्तर के प्राप्त होते हैं। इस व्यवसाय को उन्नत बना कर एक तो उनके पालकों की आर्थिक स्थिति मजबूत की जा सकती है, तथा दूसरे बढ़ती हुई आबादी के परिणामस्वरूप उत्पन्न मानव की पोषण समस्या का हल उच्च स्तर की प्रोटीन प्रदान करने वाले शूकर मांस के द्वारा किया जा सकता है। यह एक आवश्यक तथ्य है कि व्यवसाय तब ही लाभदायक हो सकता है, जबकि कम लागत पर अधिकतम एवं उच्च गुणवत्ता वाला उत्पाद प्राप्त हो। इसी उद्देश्य की पूर्ति हेतु आदर्श आहार की अत्यधिक आवश्यकता है।

वैज्ञानिक दृष्टि से शूकर पालन करने के लिए संतुलित आहार अत्यधिक आवश्यक है। शोध कार्य से यह स्पष्ट हो गया है कि संतुलित आहार से देशी शूकर का वजन प्रतिदिन 150 ग्राम बढ़ता है। जबकि प्रचलित पद्धति में इसके वजन में 65 से 80 ग्राम की वृद्धि होती है। इसी प्रकार विदेशी नस्ल के शूकर पशुओं को संतुलित आहार पर रखने से 400 से 500 ग्राम प्रतिदिन की वृद्धि होती है। शारीरिक वृद्धि में इतना बड़ा अन्तर नस्ल के कारण तो यह है ही परन्तु देशी शूकर से शारीरिक वृद्धि के साथ उपयोगी बालों की भी वृद्धि होती है। यदि आर्थिक एवं उपयोगिता की दृष्टि से देखा जाय तो यह बात स्पष्ट हो जाती है कि शूकर के बाल का मूल्य 600 रु. प्रति किलोग्राम है और एक देशी शूकर से प्रतिवर्ष 400 से 600 ग्राम बाल प्राप्त होते हैं। बाल के साथ–साथ एक वर्ष आयु का शूकर पशु 30 किलो शुद्ध मांस भी देता है जिसका बाजारी मूल्य 360 रु. के लगभग है। इस प्रकार देशी शूकर पशु एक वर्ष की आय में औसत 800 रु. शूकर पालक को देता है। इसी दृष्टि से विदेशी नस्ल के शूकर को देखें तो वह एक वर्ष में औसत 80–90 किलो शारीरिक वजन प्राप्त करता है और लगभग 35000/– मूल्य का मांस देता है। इन तथ्यों से सत्य का प्रतिपादन होता है कि दोनों नस्लों का पालन आर्थिक दृष्टि से समान है।

अभी तक शूकर आहार में मक्का, मूंगफली की खली, चोकर व मछली ही मिलाकर दाना तैयार किया जाता है। इस प्रकार का दाना काफी महंगा रहता है। मक्का की जगह कोदो, कुटकी चावल की टूटन (कनकी) तेल रहित चावल का कोंडा महुआ और मूंगफली की खली के स्थान पर रमतिला की खली या संथोवित महुआ की खली को प्रयोग में लाई जा सकती है। कम लागत के आहार, जैसे मनुष्य के लिए अनुपयोगी खाद्य पदार्थ बेकरी उत्पाद, बची हुई फल एवं सब्जियाँ, होटल एवं रसोई घर से बचा हुआ भोजन व गल्ले बाजार से प्राप्त मानव आनाज का प्रयोग भी संतुलित रूप से शूकर आहार में दिया जा सकता है।

शूकर आहार में छोटे बच्चों के लिये 0–60 दिन की आयु तक 20 प्रतिशत प्रोटीन और 3200 कैलोरी ऊर्जा की आवश्यकता होती है, जबकि 60 दिन से ऊपर आयु वाले शूकर को 16 प्रतिशत प्रोटीन व 2800 कैलोरी ऊर्जा की आवश्यकता होती है। औसतन देशी शूकर 1200 ग्राम दाना प्रतिदिन खा लेता है। जबकि विदेशी शूकर दो किलो दाना प्रतिदिन खाता

है। देश के अधिकांश क्षेत्र में शूकर पालन द्वारा चारण क्षेत्र पद्धति से किया जाता है, जिसके अंतर्गत पशु औसतन 8 घंटे प्रतिदिन घूमकर स्वयं अपना आहार अर्जित करता है। इस पद्धति से आहार ग्रहण करने में अत्यधिक ऊर्जा एवं शक्ति का ह्रास होता है तथा साथ ही पौष्टिकता की दृष्टि से आहार संतुलित नहीं होता है। परिणामस्वरूप पशु उत्पाद कम मात्रा में प्राप्त होता है। इस विधि पर शोध कार्य के फलस्वरूप पाया गया कि यदि 8 घंटे मुक्त क्षेत्र में चरने के साथ 400 ग्राम (लगभग) संतुलित आहार दिया जाता है तो पशु का शारीरिक विकास अच्छा होता है तथा उत्पाद उच्च गुणवत्ता वाला एवं मात्रा में अधिक होता है। इसके लिए यह आवश्यक है कि अतिरिक्त संतुलित आहार पशु को घर के लौटने के पश्चात संध्याकाल में दिया जाय।

## भारत में शूकर दो तरह के पाये जाते हैं

गाँवों में जहाँ शूकरों को दिन भर चरने छोड़ दिया जाता है और शाम को उनको दढ़बे में बंद कर दिया जाता है। इस विधि में शूकर को बाढ़ कम होती है तथा बच्चों की मृत्यु दर भी अधिक होती है। चरने के अतिरिक्त यदि 400 ग्राम प्रति पशु के हिसाब से शाम को उपलब्ध कराया जाए तो शूकर पालन में अधिक आमदनी हो सकती है।

दूसरी विधि जो बड़े शूकर फार्म में अपनायी जाती है, जो शूकरों को अच्छे हवादार शूकर आवास में रखा जाता है तथा पूर्ण रूप से दाने पर ही पाला जाता है। दाना अलग–अलग उम्र के पशुओं के लिए अलग–अलग होता है।

शूकर के पोषण के लिए निम्न बातों का ध्यान रखना आवश्यक है –

### 1. रेशे की मात्रा

शूकरों में रेशों को पचाने की शक्ति गाय, भैंस की अपेक्षा बहुत कम होती है। बढ़ते हुए बच्चों के दाने में इसे 8 प्रतिशत से अधिक बड़े पशुओं में 10 प्रतिशत से अधिक रेशे नहीं होना चाहिए। एक बड़ी शूकर को 3 से 5 किलो तक हरा चारा खिलाया जा सकता है।

### 2. प्रोटीन

शूकर के दाने में सभी आवश्यक अमिनों एसिड होना चाहिए, क्योंकि गाय, भैंस के समान उनमें आवश्यक अमिनो एसिड तैयार करने की योग्यता नहीं होती। शूकरों के दाने में 60 प्रतिशत तक अन्न (मका इत्यादि) तथा अन्न सहउत्पाद (गेहूँ का चोकर, चावल पॉलिश) होता है।

अतः शूकर को अधिकतर प्रोटीन दाने के इन भागों से मिलता है। बचा हुआ प्रोटीन विभिन्न खली, जैसे–मूंगफल्ली की खली, तिल खली, सोयाबीन की खली, से पूरा किया

जाता है। खली एवं अन्न के मिश्रण से उपलब्ध प्रोटीन में लाइसिन, मिथियोनोन तथा ट्रिप्टोफेन अमिनो एसिड की कमी होती है। इन अमिनो एसिड की पूर्ति मछली का चूर्ण, मांस चूर्ण या खून चूर्ण मिलाकर, जो 50 से 10 प्रतिशत तक होता है, की जाती है।

### 3. खनिज

शूकर के छोटे बच्चों को खून की कमी होने की संभावना होती है, क्योंकि दूध में पर्याप्त मात्रा में लोहा व ताँबा नहीं मिलता। इस बीमारी को थम्स कहते हैं। थम्स को रोकने के लिए जन्म के 3 दिन के अन्दर 100 से 200 मिलीग्राम का आयरन डेकसाट्रान का इंजेक्शन लगा देना चाहिए।

शूकर के दाने में कैल्शियम, फास्फोरस, ताँबा, लोहा, कोबाल्ट, मैंगनीज, आयोडीन, गंधक, जस्ता, एवं नमक मिलाना आवश्यक होता है। बाजार में शक्कर के दाने में मिलाने के लिए खनिज चूर्ण उपलब्ध रहते हैं। फार्म पर खनिज चूर्ण बनाना हो तो निम्न प्रकार तैयार किया जा सकता है –

| | |
|---|---|
| डाइकेल्सियम फास्फेट या स्टेरीलाइज्ड बोन | 60 ग्राम |
| पिसा चूना | 20 ग्राम |
| सूक्ष्म खनिज सहित नमक | 20 ग्राम |

सूक्ष्म खनिज मिश्रण इस प्रकार बना सकते हैं –

| | |
|---|---|
| कॉपर सल्फेट | 0.25 किलो |
| फेरस सल्फेट | 1.50 किलो |
| पोटैशियम आयोडाइट | 0.01 किलो |
| मैंगनीज सल्फेट | 3.00 किलो |
| जिंक ऑक्साइड | 0.65 किलो |
| नमक | 94.59 किलो |

### 4. विटामिन

शूकर के दाने में विटामिन सी को छोड़कर सभी विटामिनों का समावेश आवश्यक है। विटामिन ए, डी, के, थायमीन, रिबोफमेबीन, पेंटोथनिक, एसिड, बायोटीन, कोमीन, विटामिन बी–12 को दानों में अलग से मिलाने की आवश्यकता होती है। बाजार में कई किस्म के

विटामिन युक्त पदार्थ उपलब्ध हैं, जैसे–रोविकमक्स, टोविबी, विटाल्मेंड इत्यादि। शूकर के दाने में मिलाने के लिए निम्न प्रकार का विटामिन मिक्सचर तैयार किया जा सकता है –

| | |
|---|---|
| रोविमिक्स | 1.0 किलो |
| रोविबी | 3.5 किलो |
| विटामिन बी–12 | 0.8 किलो |
| पिसा भंका | 5.5 किलो |

यह मिश्रण 100 ग्राम प्रति क्विंटल दाने के हिसाब से मिलाना चाहिए।

### 5. पानी

शूकर जितना अधिक दाना खायेगा, पानी भी अधिक पीयेगा। वे प्रति किलो दाना 2 से 5 लीटर तक पानी पीते हैं। गर्मी के मौसम में अधिक पानी की आवश्यकता होती है।

## शूकर के लिए पानी की आवश्यकता

शूकर के शारीरिक विकास एवं उत्पादन के लिए भोजन में पानी का महत्वपूर्ण है और अन्य प्रक्षेत्र के तुलना में शूकर प्रक्षेत्र के प्रबंधन के लिए अधिक जल की आवश्यकता होती है। इसलिए प्रक्षेत्र को स्थापित करने के पहले पानी का स्त्रोत, गुणवत्ता एवं मात्रा का अध्ययन करना आवश्यक है। शूकर के लिए जल की आवश्यकता निम्नलिखित पहलुओं पर निर्भर करता है –

- शूकर का उम्र
- लिंग (नर, मादा)
- प्रदान किया जाने वाला भोजन की प्रकृति
- वातावरण का तापमान एवं
- जीवनचक्र की अवस्था

| जीवनचक्र की अवस्था | जल का निम्नतम मात्रा (ली./दिन) | प्रतिदिन शूकर को जल प्रदान करने की बारम्बारता |
|---|---|---|
| माँ का दूध पीने वाला (शूकर का बच्चा) | इच्छानुसार | बराबर उपलब्ध होना चाहिए |
| माँ से अलग करने के बाद (शूकर का बच्चा) | इच्छानुसार | बराबर उपलब्ध होना चाहिए |
| विकासशील शूकर (20–90 कि0ग्रा0) | 1–6 | कम से कम दो बार |
| गर्भस्थ मादा | 4 | कम से कम दो बार |
| दूध पैदा करने वाली मादा | 12–21 | बराबर उपलब्ध होना चाहिए |

### 6. एंटीबायोटिक्स एवं फीड–एडीटिव्स

एंटीबायोटिक्स, जैसे–रेटामापसिन, आरोमाइसिन, पेनिसिलिन तथा दूसरे फीड एडीटिव्स, जैसे–आइसेनिक इत्यादि बच्चों की मृत्युदर कम करते हैं तथा उनकी बाढ़ को बढ़ाते है। टी.एम. 5, टी.एम. प्लस तथा 3 नाईट्रोहेकस्ट जैसे–कई एडीरिक्स शूकर के दाने में मिलाने के लिए बाजार में उपलब्ध हैं।

### जन्म से 8 सप्ताह तक की विकास

इस समय बच्चे अपनी माँ के साथ रहते हैं किन्तु माँ के दूध के अतिरिक्त उन्हें ऐसे दाने की आवश्यकता होती है जो पचनीय हो तथा उसमें प्रोटीन की मात्रा अधिक हो। ऐसे दाने को क्रीप राशन कहते हैं। क्रीप राशन को ऐसी जगह रखना चाहिए जिससे बच्चे तो पहुँच सकें किन्तु उनकी माँ उसे नहीं खा सके। क्रीप राशन के एक उदाहरण निम्न हैं –

| | |
|---|---|
| मक्का चूर्ण | 40 भाग |
| सुक्रोज | 10 भाग |
| तेल रहित चावल | 18.35 भाग |
| मूँगफली की खली | 33 भाग |
| मछली चूर्ण | 5 भाग |
| खनिज चूर्ण | 2.5 भाग |
| विटामिन मिक्स | 0.9 भाग |
| टी.एस. 5 | 1.0 भाग |
| डिनाइट्रोहेक्ट | 0.05 भाग |

### माँ से अलग करने के बाद 50 किलो वजन तक की बच्चों की खिलाई।

इन बच्चों को निम्न दाना खिलाया जा सकता है –

| | |
|---|---|
| मक्का चूर्ण | 35 भाग |
| गेहूँ का चोकर | 15 भाग |
| तेल रहित चावल | 36.35 भाग |
| मूँगफली की खली | 15 भाग |

भारत सरकार का ध्यान मुख्य रूप से इस ओर दूसरी पंचवर्षीय योजना के बाद आकर्षित हुआ, जिसके फलस्वरूप इस समय 82 उन्नत प्रजनन केन्द्र, 140 सूअर विकास

ब्लाक है तथा 8 सूअर मांस उत्पादन के कारखाने (बेकन फैक्टरी) गन्नावरण (म.प्र.), अलवर (राजस्थान), तथा कुठाकुलम (केरल) के कारखाने संयुक्त रूप से मांस उत्पादन का कार्य कर रहे हैं। इनका मुख्य कार्य अच्छी किस्म का मांस, मांस से बने खाद्य पदार्थ तैयार करना तथा सूअर पालन के लिए किसानों को प्रोत्साहित करना है।

चौथी पंचवर्षीय योजना में शोध कार्य हेतु शूकर को आंशिक भारतीय समन्वित अनुसंधान परियोजना, भारतीय कृषि अनुसंधान परिषद, नई दिल्ली द्वारा इज्जतनगर (उ.प्र.) में शुरू की गई। इसके चार अनुसंधान केन्द्र देश के विभिन्न प्रान्तों में स्थित हैं –

- भारतीय पशु अनुसंधान संस्थान, इज्जतनगर, उत्तर प्रदेश।
- जवाहरलाल नेहरू कृषि विश्वविद्यालय, जबलपुर, मध्य प्रदेश।
- आसाम कृषि विश्वविद्यालय, रानावारा, आसाम।
- आन्ध्र प्रदेश कृषि विश्वविद्यालय, तिरुपति, आन्ध्र प्रदेश।

चौथी तथा पाँचवीं पंचवर्षीय योजना में इन केन्द्रों पर विदेशी नस्लों पर शोध का कार्य किया गया। छठी पंचवर्षीय योजना में पुनः निर्मित तकनीकी कार्यक्रम के अन्तर्गत सभी केन्द्रों पर स्थानीय जातियाँ रखी गई एवं शोध कार्य स्थानीय जातियों पर किया गया। इस कार्यक्रम के अर्न्तगत सातवीं पंचवर्षीय योजना में सूअर की प्रजातियों को प्रजनन करके, उन पर शोध कार्य किया जा रहा है।

इस कार्यक्रम का मुख्य उद्देश्य देशी सूअर का विकास दर का अध्ययन करना है, संकर जाति के सूअर पैदा करके उनको खाद्य रूपान्तर की दक्षता तथा उत्पादकता का अध्ययन करना, सूअर पालन के लिये सस्ता एवं रासायनिक खाद्य पदार्थ तैयार करना, अच्छी नस्ल तथा ऊँची विकास दर के जानवर अगली पीढ़ी के लिये चुनना तथा इसकी विभिन्न बीमारियों का अध्ययन करके उनके स्वास्थ्य की रक्षा करता है।

अभी तक हुये शोध कार्य और परीक्षण के आधार पर इस निष्कर्ष तक पहुँचा जा चुका है कि इनमें गर्भाधान वर्ष में दो बार किया जा सकता है तथा इसकी गर्भकाल की अवधि लगभग 110 दिन है। एक मादा देशी सूअर एक समय में लगभग 6–7 बच्चे व विदेशी सूअर सामान्यतः 10–11 बच्चे देती है तथा संकर नस्ल 8–10 बच्चे देती है।

अखिल भारतीय समन्वित अनुसंधान परियोजना के अन्तर्गत सूअर के दो प्रकार के राशन के तरीके विकसित किये गये हैं –

1. क्रीप राशनः यह राशन उन बच्चों को दिया जाता है, जो कि मादा सूअर के दूध पर निर्भर रहते हैं। यह साधारणतया आठ सप्ताह तक के उम्र तक के बच्चों को दिया जाता है। इसमें प्रति किलो ग्राम राशन में 20 प्रतिशत फूड़ प्रोटीन तथा 3300 कि.ग्रा. कैलोरी (डी.ई./कि.ग्रा.) तथा 0.1 प्रतिशत काईसिन होती है।

2. वृद्धि वाला राशन : यह राशन आठ सप्ताह के बाद बच्चों को दिया जाता है। इसमें प्रति कि.ग्रा. राशन में 16 प्रतिशत प्रोटीन तथा 3000 कि. कैलेरी (डी.ई./कि.ग्रा.) शक्ति तथा 07 प्रतिशत काईसिन होती है।

मादा अथवा नर सूअर आठ–नौ मास में वयस्क हो जाता है। अतः इस उम्र में इन्हें गाभिन किया जा सकता है। लैण्डरेस व सफेद बड़ी बार्कशायर नस्ल के विदेशी सूअर सामान्यतः 32 सप्ताह तक 65–70 कि.ग्रा. वजन तथा देशी सूअर 40–50 कि.ग्रा. तक पहुँच जाते हैं। साथ ही उपयोगिता को दक्षता (ई.एफ.यू.) केण्डरेस में 1:3:5 से 1:4:8 सफेद बड़ी यार्कशायर में 1:3:4 से 1:5:6 तथा देशी सूअर में 1:7:6 है। खाने योग्य मांस की प्रतिशतता (डी.पी.) इसी क्रम में 71.5, 75.7 तथा 65.8 प्रतिशत होती है।

अगली पीढ़ी के लिये नर तथा मादा सूअर का चयन करते समय निम्न गुणों को ध्यान में रखना चाहिए –

- सूअर स्वस्थ तथा हृष्ट–पुष्ट होना चाहिए।
- यह जिस परिवार से आया है, उसके किसी भी सूअर को कोई घातक बीमारी नहीं होनी चाहिए।
- यह जिस परिवार से आया है, उसको ब्यात संख्या (लिटरसाईज) ज्यादा होनी चाहिए।
- ब्यात वजन जन्म पर ज्यादा होना चाहिए।
- अगर हो सके तो प्रोजनी टेस्टिंग द्वारा चयन करना चाहिए। संक्षिप्त रूप से सूअर पालन निम्न प्रकार उपयोगी सिद्ध होता है।
- इस जानवर की वृद्धि बहुत तेजी से होती है, लगभग 6–8 सप्ताह में 50–70 कि. ग्रा. वजन का हो जाता है।
- मादा सूअर एक साल में दो बार तथा एक समय में 6–12 बच्चे पैदा कर सकती है।
- यह जानवर होटल, रेस्टोरेंट तथा घरों में बचे हुए खाद्य पदार्थों को आसानी से हजम कर लेता है। कई बार जो फसल नस्ट हो जाती है, या दाना गन्दगी या कीचड़ में मिल जाता है, यह उसे भी खा लेता है।
- पशु खाद्यान्न (चावल के छिलके, गेहूँ की भूसी, दलिया के छिलके आदि) को खाकर मानव खाद्यान्न (मांस) में शीघ्र परिवर्तन की क्षमता इसमें अन्य जानवरों से अधिक होती है।
- इस जानवर में खाने योग्य मांस की मात्रा (ड्रेसिंग प्रतिशतता) काफी अधिक होती है।

- अन्य जानवरों की भॉति इसका मल–मूत्र भी खाद बनाने के काम आता है। एक हैक्टेयर के लिए 5 टन सूअर का मल काफी होता है। और 5 टन का मल 50 सूअरों की संख्या से प्राप्त किया जा सकता है।
- इसका मल मछली पालन में बहुत उपयोगी होती है।

बाद वाले पशुओं को खिलाने के लिए उनका वजन प्रत्येक दो सप्ताह में होना चाहिए। दाने की मात्रा निम्न प्रकार से निर्धारित किया जा सकता है –

| **वजन (किलो)** | **दाने की मात्रा (किलो)** |
|---|---|
| 15 | 0.8 |
| 20 | 1.0 |
| 25 | 1.2 |
| 30 | 1.4 |
| 40 | 1.8 |
| 45 | 2.0 |
| 50 | 2.2 |

## 50 किलो वजन से वध करने की उम्र तक

विदेशों में 90 किलो वजन प्राप्त करने पर (180 दिन की उम्र) शूकर को वध किया जाता है। भारत में 60 किलो वजन पर ही इसे वध किया जाता है, क्योंकि इसके बाद पालने में आर्थिक दृष्टि से उपयुक्त नहीं होता। इन शूकरों को मुटाई बढ़ाने वाला दाना दिया जाता है। इस प्रकार के दाने का एक उदाहरण निम्न है –

| | |
|---|---|
| मक्का चूर्ण | 10.4 भाग |
| गेहूँ का चोकर | 26.0 भाग |
| तेल रहित चावल पॉलिश | 50.0 भाग |
| मूंगफली की खली | 5.0 भाग |
| मछली चूर्ण | 5.0 भाग |
| खनिज चूर्ण | 2.5 भाग |
| विटामिन मिक्स | 0.9 भाग |

**फिनिशर शूकरों को खिलाने के लिए निम्न विधि अपनायी जा सकती है**– 2.5 कि. दाना प्रति 50 कि. वजन शूकर जिसे 0.25 प्रति दी जा सकती है। सप्ताह में बढ़ाते जावें अधिकतम दाना 3.0 किलो प्रति शूकर दें।

**गाभिन शूकरों की खिलाई :** इन्हें दूध वाले पशुओं का दाना 2.5 किलो प्रति पशु के हिसाब से खिलाएं।

**दूध वाली शूकरों की खिलाई :** इन पशुओं को उनके बच्चों की संख्या के अनुसार दाना देना चाहिए। पाँच बच्चों वाली शूकर करीब 4.5 किलो दाना खायेगी। इसके

अतिरिक्त प्रति अधिक बच्चों के लिए 25 किलो दाना बढ़ाना चाहिए जिसे 8–9 बच्चा वाली शूकरी को 5.5 किलो दाना तथा 12–13 बच्चों वालियों को 6.5 कि. दाना मिलें। दूधवाले पशु का दाना निम्न प्रकार का हो सकता है –

| | |
|---|---|
| मक्का चूर्ण | 45.0 किलो |
| गेहूँ का चोकर | 12.35 किलो |
| तेल रहित चावल पॉलिश | 25.00 किलो |
| मूंगफली की खली | 10.00 किलो |
| मछली चूर्ण | 5.00 किलो |
| खनिज चूर्ण | 2.5 किलो |
| विटामिन मिक्स | 0.15 किलो |

नर सूअर की खिलाई : इन्हें 3 किलो दाना 50 किलो वजन वाले पशुओं का दाना प्रतिदिन देना चाहिए।

## शूकरों के खाद्य पदार्थ का प्रबन्धन

शूकर पालन से होने वाले लाभ में खाद्य पदार्थ मुख्य भूमिका निभाता है तथा इसका 80: प्रतिशत श्रेय प्रक्षेत्र के खाद्य प्रबन्धन को जाता है। अन्य जानवरों की अपेक्षा शूकर के खून में रोगाणु प्रतिरोधक क्षमता अधिक होने से यह सडे–गले भोज्य पदार्थ को ग्रहण कर इसे कीमती मॉस में परिवर्तित कर देता है। अन्य जानवरों की तुलना में शूकर में भोज्य पदार्थ को मॉस में परिवर्तित करने की अधिक क्षमता होती है। (1:4) शूकर का पाचन तंत्र शाकाहारी जानवरों के तुलना में छोटा तथा कम जटिल होता है जिसके कारण अनाज को ग्रहण करना अधिक पसंद करता है। शूकर पालन से होने वाले लाभ मुख्य हिस्सा भोज्य पदार्थ पर खर्च हो जाता है। इसलिए किसान अगर सस्ते अनाज का प्रबन्धन कर इससे अधिक लाभ प्राप्त कर सकता है।

जबलपुर संभाग की जलवायु व कृषि उत्पादों को ध्यान में रखते हुये कुछ सस्ते व संतुलित आदर्श आहार प्रस्तावित किये जाते हैं जिनका निर्धारण शोधकार्य के पश्चात किया गया है।

संतुलित शूकर आहार के कुछ नमूने इस प्रकार हैं–

| घटक | क्रीप आहार आठ सप्ताह तक | आठ सप्ताह से बड़े बच्चों व गाभिन | वयस्क शूकरों का आहार, मादा के लिये आहार |
|---|---|---|---|
| मक्का | 62.5 भाग | 45 भाग | 35 भाग |
| चोकर | 12 भाग | 37 भाग | 47 भाग |
| खली | 17 भाग | 10 भाग | 10 भाग |
| मछली | 06 भाग | 06 भाग | 06 भाग |
| खनिज लवण | 2.5 भाग | 02 भाग | 02 भाग |

| | |
|---|---|
| मक्का | 35 किलो |
| मूंगफली खली | 10 किलो |
| चोकर | 47 किलो |
| मछली | 6 किलो |
| लवण तत्व | 2 किलो |
| | 100 किलोग्राम |

| | |
|---|---|
| कोदो/कुटकी /कनकी | 35 किलो |
| खली | 10 किलो |
| चोकर | 47 किलो |
| मछली | 6 किलो |
| लवण तत्व | 2 किलो |
| | 100 किलोग्राम |

| | |
|---|---|
| मक्का | 22.50 किलो |
| महुआ | 22.50 किलो |
| खली | 17.00 किलो |
| चोकर | 30.00 किलो |
| मछली | 6.00 किलो |
| लवण तत्व | 2.00 किलो |
| | 100.00 किलोग्राम |

| | |
|---|---|
| तेल रहित कोढ़ा | 70.00 किलो |
| खली मूंगफली | 28.00 किलो |
| मिनरल मिक्चर | 2.00 किलो |
| | 100.00 किलोग्राम |

| | |
|---|---|
| मक्का | 33.00 किलो |
| तेल रहित कोढ़ा | 37.00 किलो |
| खली | 28.00 किलो |
| लवण तत्व | 2.00 किलो |
| | 100.00 किलोग्राम |

| | |
|---|---|
| आदर्श आहार | 75.00 भाग |
| होटल व रसोई घर से प्राप्त जूठन | 25.00 भाग |
| | 100.00 किलोग्राम |

❑❑❑

अध्याय 7

# वैज्ञानिक विधि से वध एवं वध पश्चात मांस का दोहन व रख–रखाव

वध पूर्व जानवर को बेहोश करना चाहिये ताकि जानवर वध के समय छटपटाये नहीं, वध पूर्णतः मानवता के मापदंड के अनुरूप हो। बेहोश करने के वास्ते सी 02 गैस केष्टिव बोल्ट पिस्टर या विद्युत करंट का झटका का उपयोग करना चाहिये जिसके उपयोग से जानवर के शरीर से अत्यधिक खून का स्त्राव कराया जा सके, जिससे मांस पर खूनी धब्बे नहीं पड़ पायेंगे।

विद्युत करंट झटके के द्वारा 1 घंटे में 250–300 जानवरों को बेहोश किया जाता है, तथा करंट का बहाव 70 वाट होना चाहिये, जो कान और सींग के बीच में कंधे नुमा पेड दुवा कर करंट बहाते हैं।

इस विधि से बेहोश करने के पश्चात् जानवर को पीछे के पैर पर हुक लगा कर उल्टा टाँग देते हैं, तथा स्टिकिंग चाकू के द्वारा ऐरोटा (हृदय) पंचर करके जानवर को खून बहाने के वास्ते 2 मिनट तक ऊपर पाइप लाइन पर टंगा रहने देते हैं, ताकि शूकर मांस की गुणवत्ता उच्च प्रकार की प्राप्त की जा सके।

खून बहाव के बाद जानवर के मांस का दोहन साफ–सफाई व रख–रखाव निम्न किसी भी विधि से कर सकते हैं –

- **शिप्पर विधि** : इस विधि में जानवर का सिर धड़ से अलग नहीं करते तथा चर्बी को शरीर के अन्दर ही रहने देते हैं तथा दो भागों में विभक्त नहीं करते।
- **पेकर विधि** : इस विधि में शरीर को बराबर दो भागों में विभक्त करते हैं पर ध्यान रहे, सिर को अलग कर देते हैं तथा दोनों जबड़े नीचे वाले दोनों धड़ के साथ जुड़े रहते हैं। शरीर से चर्बी को भी अलग कर देते हैं।
- **किसान विधि** : इस विधि में शरीर दो भागों में काट देते हैं, रीड की हड्डी से एवं सिर को भी अलग कर देते हैं।

यह पद्धति का उपयोग करते समय मांस से संबंधित प्रक्रिया को निम्न बिन्दुओं के द्वारा दोहन करना चाहिये जो क्रम इस प्रकार हैं –

## शूकर प्राप्ति

- शूकरों को वैज्ञानिक विधि द्वारा अचेतन स्थिति में लाना।
- शूकरों के गले की सिर व धमनी को काटकर रूधिर प्रवाह कराना।
- रूधिर प्रवाह पश्चात् गर्म पानी में मृत शूकर को डुबाना।
- शरीर से बालों को निकालना।
- शरीर की चमड़ी को खुरचना।
- दवायुक्त चिमनी से छोटे बालों को जलाना।
- पुनः शरीर की चमड़ी को खुरचना।
- मृत मांस शरीर से आन्तरिक अंगों को निकालना।
- मृत मांस शरीर एवं अंगों का मरणोपरांत परीक्षण।
- मृत मांस शरीर एवं अंगों को शीतलीकरण हेतु 4 पर संग्रहण।
- मृत मांस शरीर का उपभोक्ता एवं संग्रीहता इकाइयों में काटना।
- कटी हुई इकाइयों को समुचित आकार में सुरक्षित आवरण के अन्दर लपेटना।
- शीतलीकरण तापक्रम पर सुरक्षित संचयन करना।
- प्राकृतिक वातावरण हेतु प्रदाय करना।

उपर्युक्त विधि द्वारा शूकर मांस का संवर्धन करते समय वध पश्चात् मांस का परीक्षण निम्न बिन्दुओं के आधार पर करना अत्यधिक जरूरी है, ताकि शूकर मांस की गुणवत्ता को कायम रखा जा सके –

- शूकर मांस की गुणतत्ता उसके मृत शरीर की संरचना, बनावट रंग–रूप आकार, सुवास, मांस पर वसा का अनुपात तथा विवरण के आधार पर करते हैं।
- मांस–हड्डी का अनुपात।
- मांस के तन्तुओं के अन्दर वसा का विवरण।
- मांस तन्तुओं की संरचना।
- मांस पर रंग चमकीला हो।
- मांस वसा का अनुपात।

- मांस पर कोई खरोंच आदि न हो।
- मांस की सतह पर खून आदि के धब्बे का न होना।

उपर्युक्त परीक्षण के पश्चात मृत शरीर के आन्तरिक भागों एवं अंगों का मृत मांस शरीर परीक्षण निम्न बिन्दुओं के आधार पर करना चाहिये –

- मुँह, गले, कन्धे, जाँघ, जबड़े आदि को लिम्प ग्रन्थियों का बारीकी से परीक्षण करना चाहिये ताकि निमोनिया, टी बी (क्षय) रोग आदि से ग्रसित जानवरों के मांस देह को पूर्ण रूप से अनुचित कर देना चाहिये।
- शरीर की सतह पर फोड़ा खरोंच, गांठें अनावश्यक बाह्य वृद्धि का सूक्ष्म परीक्षण करना।
- फेफड़े, हृदय, तिल्ली, यकृत, आँत, गुर्दा आदि का सूक्ष्म परीक्षण।

उपर्युक्त परीक्षण के पश्चात मृत मांस शरीर को निम्न लिखित बीमारियों से ग्रसित खाने के अयोग्य घोषित करके मांस शरीर को पूर्णतः नष्ट कर देना चाहिये –

- सेप्टीसीमिया
- ब्लड कैन्सर
- क्षय रोग
- पायोमेट्रा
- पूर्ण सूखा मृत शरीर
- पूर्ण गठिया ग्रसित शरीर
- विब्रोयोसिस
- स्वाइन फीवर
- मुँहपका, खुरपका
- एन्थ्रैक्स
- गलघोंटू
- खून की कमी
- जीन्स बीमारी
- अनुवांशिक बीमारी

- श्रेवीज
- रेबीज
- टिटनेस
- ट्रिकनोसिस आदि।

## शूकर मांस शरीर की गुणवत्ता की जाँच

शूकर मांस शरीर की गुणवत्ता जाँच निम्न आधार पर करते हैं –

- पीठ की चर्बी की पर्त की मोटाई।
- मृत मांस शरीर की लम्बाई।
- लान्जोसोमस डोरसाई मांसपेशियों के काठ क्षेत्रफल।
- मांस का रंग।
- शूकर के वध के पश्चात् खाने योग्य मांस का प्रतिशत।

## शूकर मांस के प्रभावी भविष्य के रख–रखाव

मांस का भविष्य में प्रभावी संचयन करने के वास्ते दोहन के समय निम्न बातों का ध्यान रखना चाहिये –

- जानवर वध के पूर्व पूर्णतः पानी से नहलाना।
- फर्श, बर्तन, औजार, मेज, कसाई आदि के स्वास्थ एवं स्वच्छता का उचित ध्यान।
- पानी का क्लोरोनीकरण
- मांस के रख–रखाव करने वाले व्यक्तियों का पूर्ण परीक्षण।
- रख–रखाव संयंत्र में विशेष वस्त्रों का कर्मचारियों द्वारा धारण।
- शीत विकृत कपरों का निर्माण मांस के रख–रखाव हेतु।
- बिजली, प्रकाश तथा आबो हवा का समुचित प्रबंध।
- संभव हो तो संयंत्र पूर्णतः मशीनीकृत हो।
- अनावश्यक व्यक्तियों का प्रवश निषेध आदि।

## शूकर मांस उत्पाद

साधारणतः शूकर मांस हमारे देश में शूकर मांस शोखों के रूप में इस्तेमाल होता है। आज के आधुनिकीकरण के युग में मांस वैज्ञानिकों ने शूकर मांस के अन्य व्यंजन को बनाने एवं उपयोग हेतु प्रोत्साहित किया है ताकि संतुलित भोजन को निर्मित करने में पशु उत्पादों को बढ़ावा दिया जा सके, वह निम्न प्रकार हैं –

- शूकर मांस टिकिया।
- शूकर मांस कबाब।
- शूकर मांस समोसा।
- शूकर मांस सासेज।
- शूकर मांस कटलेट।
- स्माक्ड शूकर मांस।
- रोस्टेड शूकर मांस।
- शूकर मांस कोमा।
- शूकर रिव चाप।
- हेम।
- वेका।
- लाइन।
- काफ आदि।

हमारे कृषि प्रधान देश में जहाँ 80 प्रतिशत जनता गाँवों में निवास करती है तथा वह उस 80 प्रतिशत में से 60 प्रतिशत गरीबी रेखा के नीचे जीवन–यापन करने वाले प्रायः अनुसूचित जाति एवं अनुसूचित जनजाति के समूह में आते हैं, जो करीब–करीब असीमित हैं उनके जीवन–स्तर को ऊँचा उठाने में शूकर पालन के द्वारा शूकर मांस उत्पादन एवं उससे उत्पादित व्यंजन की महत्वपूर्ण भूमिका उनके रहन–सहन के स्तर एवं बेरोजगार समस्या को हल करने सहायक सिद्ध हो सकते हैं तथा असंतुलित आहार को संतुलित बनाने में अहम भूमिका निभा सकते हैं।

## वैज्ञानिक विधि से शूकर माँस उत्पादन एवं उसके उत्पाद

भारत एक विकाशील देश है तथा इसके उत्तरोत्तर विकासक्रम को गति देने हेतु देशवासियों की प्रगति नितांत आवश्यक हैं वर्तमान में लगभग 62 प्रतिशत आबादी गरीबी रेखा से नीचे है जिन्हें प्रतिदिन काम में आने वाले वस्तुओं के साथ–साथ संतुलित आहार भी प्राप्त नहीं हो रहा है। इस तबके का एक बड़ा भाग हमारे अनुसूचित जाति एवं अनुसूचित जनजातियों से संबंधित है।

जैसे–जैसे संसार में लोगों ने ज्ञान एवं संवृद्धि की ओर कदम बढ़ाये तो उनको अपने संतुलित आहार की ओर ध्यान आकर्षित करना पड़ा तथा विश्व स्वास्थ्य संगठन नामक संस्था का गठन हुआ जिसके द्वारा विकसित, अर्ध विकसित तथा विश्व अविकसित देशों के मनुष्य समुदाय का अनेक वैज्ञानिकों, समाज सुधारकों आदि ने अध्ययन एवं सर्वेक्षण किया तथा पाया कि मनुष्य का भोजन पशु उत्पादों के विहीन होने से असंतुलित एवं कई बीमारियों को जन्म देने वाला होता है। फलतः वैज्ञानिकों ने भोजन में पौष्टिक तत्वों को पशु उत्पादों के समिश्रण द्वारा या पूर्ण पशु उत्पादों वाले आहार की अनुशंसा की जिससे मानव स्वास्थ्य के साथ–साथ कार्यक्षमता, गुणवत्ता, औसत आयु में वृद्धि व बीमारियों में कमी और उनसे लड़ने की क्षमता बढ़ाई जा सके।

वर्तमान में हमारे देश में लगभग एक लाख टन मांस का उत्पादन होता है जिसका लगभग 32 प्रतिशत् मांस बकरियों से, 14 प्रतिशत भेड़ों से, 14 प्रतिशत भैंसों से, 12 प्रतिशत मुर्गियों से, 8 प्रतिशत बैलों से व 8 प्रतिशत शूकर से प्राप्त होता है। मांस उद्योग की प्रगति की गति हमारे देश में बहुत धीमी है, कारण शायद हमारे धार्मिक विचार व हमारे कमजोर वर्ग का आर्थिक ढाँचा है जिसके कारण ज्यादा मांस उत्पादन नहीं कर पा रहे हैं और न ही सही रख–रखाव व संरक्षण आधुनिक तकनीकों की अनुशंसा के अनुरूप कर पा रहे हैं।

सन् 1971 में हमारे देश में प्रति व्यक्ति प्रतिवर्ष मांस का उपयोग मात्र 1.2 किलो था जो कि 1988 में बढ़ कर 1.6 किलो हो गया। सन् 2000 में 2.2 किलो प्रति व्यक्ति प्रतिवर्ष हो गया। इसके बावजूद उक्त आँकड़े विकसित देशों में प्रति व्यक्ति प्रतिवर्ष आहार से बहुत कम हैं। सन् 1988 के द्वारा दर्शाया गया कि विकसित देश में लगगभ 70 से 90 कि.ग्रा. मांस प्रति व्यक्ति प्रतिवर्ष सेवन करते थे।

हमारे देश में मांस सेवन मुख्यतः निम्न वर्ग व उच्च वर्ग के द्वारा ज्यादा किया जा रहा है। महँगाई के बढ़ते दौर में जनसामान्य में संतुलित आहार प्राप्ति की दिशा में भारत सरकार ने पूरे देश में अखिल भारतीय समन्वय शूकर परियोजनाओं को चालू करके शूकर मांस उत्पादन को बढ़ावा दिया है ताकि उच्च मात्रा में कम समय में कम आयात में बीमारी रहित शूकरों का उत्पादन किया जा सके।

जब हमारा ध्यान उपयोग की तरफ जाता है तो हम पाते हैं कि हमारे कमजोर वर्ग विशेषतः अनुसूचित एवं अनुसूचित जनजाति के लोग जो आधुनिक तरक्की की रफ्तार में काफी पीछे हैं, उनके संतुलित आहार का माध्यम एवं रोजगार के आयात का रूप देने में केवल शूकर पालन ही ऐसा व्यवसाय हो सकता है जो हमारे पिछड़ेपन को दूर करके संतुलित आहार का सशक्त माध्यम बनकर आगे आ सकता है जिसके निम्नलिखित आधार हैं –

1. शूकर मांस त्वरित पाचन किया जा सकता है, क्योंकि अनसेचुरेटिड फैटी एसिड (मुक्त वसीय अम्ल) होता है, तथा प्रोटीन साधारण तरह की अधिक है।
2. मांस सुवास मनमोहक है।
3. मांस की मात्रा हड्डी से अधिक है।
4. मांस का रंग काफी आकर्षक है।
5. शूकर दाने को खाकर अत्यधिक मांस में बदलते हैं।
6. 6 माह में मादा शूकर प्रजनन योग्य हो जाती है।
7. 6 माह में एक शूकर से लगभग 70 कि. मांस प्राप्त किया जा सकता है।
8. मादाओं का गर्भधारण समय केवल 3 माह, 3 हफ्ते, 3 दिन यानी 111 दिन का होता है।
9. एक बार में औसत 10–12 बच्चे पैदा होते हैं।
10. रसोईघर आँगनबाड़ी आदि के बच्चे छिलके व अन्य आहार पर पाले जा सकते हैं।
11. सस्ते प्रकार के घर निर्मित करके इनका रख–रखाव कर सकते हैं।
12. एक आदमी करीब 50 शूकरों की देख–रेख कर सकता है।
13. एफ.ए.ओ. की अनुशंसा के अनुरूप प्रति व्यक्ति का 70 ग्रा. प्रोटीन प्रतिदिन दिया जाना चाहिए, जिसमें से 55–60 ग्रा. प्रोटीन केवल जानवरों के द्वारा उत्पादित करके तुरन्त अपने देशवासियों को कम समय में उपलब्ध कराई जा सकती है, जो मुश्किल से 11–12 ग्रा. ही उपलब्ध कर पा रहे हैं, जिसको हम केवल शूकर पालन वैज्ञानिक विधि के द्वारा सम्भव बना सकते हैं।

❑❑❑

अध्याय 8

# शूकरों की मुख्य बीमारियाँ एवं बचाव

शूकरों में मुख्य रूप से स्वाइन फीवर एवं मुँह खुरपका रोग होता है। अतः बीमारियों से बचने के लिये शूकर शावकों को 8 सप्ताह की उम्र होने तक टीकाकरण करना चाहिये। शूकर शावकों में रक्ताल्पता रोकने हेतु उन्हें लौह लवण का इंजेक्शन 2 से 4 सप्ताह की उम्र में लगाना चाहिये। बाह्य परजीवी द्वारा इन्हें खुजली की शिकायत होती है। अतः बाड़े में हर माह मेलाथियान के घोल का छिड़काव करना चाहिये तथा पशुओं को 0.5 प्रतिशत मेलाथियान के घोल से नहलाना चाहिये। प्रतिदिन वांछित स्वच्छता एवं सतर्कता रखने से सभी प्रकार की बीमारियों से बचाव किया जा सकता है।

## शूकर के स्वास्थ्य को प्रभावित करने वाले विभिन्न कारक

1. लौह, ताँबा एवं विटामिन बी. की कमी – एनीमीक कम हीमोग्लोबिन की मात्रा वाले बच्चे का जन्म
2. आयोडीन, कैल्शियम, प्रोटीन एवं विटामिन ए. की कमी – कमजोर एवं अन्धा बच्चा का जन्म
3. आयोडीन की कमी – बिना रोयें वाले बच्चे का पैदा होना।
4. प्रोटीन, विटामिन, लोहा एवं कैल्शियम की कमी – जानवर को भूख कम लगता है।
5. प्रोटीन एवं नमक की कमी – असाधारण एवं सिकुड़न सूखे त्वचा वाले बच्चों का जन्म।
6. अशुद्ध हवा रेशेदार भोजन एवं विटामिन बी की कमी – डायरिया
7. कमी का संक्रमण एवं भोजन में विटामिन तथा मिनरल की कमी – धीमा शारीरिक विकास।

देशी (नान–डिस्क्रीप्ट) एवं विकसित या विदेशी नस्ल के शूकरों के विभिन्न लक्षणों का तुलनात्मक अध्ययन :

| | **देशी शूकर** | **विकसित या विदेशी** |
|---|---|---|
| (1) नस्ल के गुण | अवर्णीत | पूर्ण रूप से वर्णीत |
| (2) शारीरिक आकार | छोटा | बड़ा |
| (3) शारीरिक वजन | कम | ज्यादा |
| (4) भोजन को मांस में बदलने की क्षमता | कम | अधिक |
| (5) विकास दर | धीमा | तेज |
| (6) प्रौढ़ता | देर से आती है | तेजी से आती है |
| (7) शरीर में वसा की मात्रा | कम | अधिक |
| (8) एक बार में एक मादा से पैदा बच्चों की संख्या | कम | अधिक |
| (9) उत्पादित मांस | कम | अधिक |
| (10) शूकर से उत्पादित खाने योग्य मांस (ड्रेसिंग :) | कम | अधिक |
| (11) मॉस की गुणवत्ता | औसत से कम | औसत से अच्छा |
| (12) रोगनिरोधक क्षमता | अधिक | कम |
| (13) मातृत्व गुण | अधिक | औसत |

## शूकरों में विषाणु रोग, उपचार व रोकथाम

पालतू स्तनधारी पशुओं में शूकर एक ऐसा पशु है, जिसमें शारीरिक वजन अन्य पशुओं की अपेक्षा तीव्र गति से बढ़ता है। इसमें सही रख–रखाव की स्थिति में ऐसा देखा गया है कि नवजात शूकर जिसका वजन साधारणतः 1–2 किलो होता है, एक हफ्ते में दो गुना, दो हफ्ते में चार गुना, चार हफ्ते में आठ गुना और आठ हफ्ते में बीस गुना तक वृद्धि होती है। यह तभी संभव है जब एक अच्छी नस्ल का जानवर पाला जाय व उसकी खुराक व रख–रखाव अच्छा हो। उसकी बीमारियों से रक्षा की जाय अर्थात् दूसरे शब्दों में, यह तभी संभव है जब शूकर पालन वैज्ञानिक तरीके से किया जाय। इस तरह शूकर पालन व्यवसाय एक अच्छी आमदनी का साधन बन सकता है, व इसको मुख्य अथवा सहायक व्यवसाय के रूप में अपना कर गरीबी रेखा से नीचे जीवन–यापन करने वाले परिवारों की आर्थिक स्थिति सुदृढ़ की जा सकती है।

जानवरों में बीमारी एक जटिल स्थिति होती है, जो कि एक या अनेक कारणों से उत्पन्न होती है। यहाँ पर हम शूकरों के उन रोगों का जिक्र करेंगे जो विषाणुओं के द्वारा मुख्यतः होती हैं। शूकर उद्योग को आर्थिक हानि पहुँचाने वाले मुख्यतः विषाणु रोग निम्न हैं –

- हॉग कॉलरा,
- खुरपका एवं मुँहपका रोग,
- वायरस निमोनिया,
- इन्फ्लुएन्जा
- ट्रान्समिसिबल गैस्ट्रोइन्टेराइटिस।

## हॉग कॉलरा

इस बीमारी का दूसरा नाम स्वाइन फीवर भी है। यह शूकरों में होने वाली मुख्य बीमारी है, जो केवल शूकरों में ही होती है। यह विश्व भर में किसी अन्य बीमारी की अपेक्षा सबसे अधिक नुकसान शूकरों में होने वाली मृत्यु एवं उत्पादन में कमी के द्वारा पहुँचाती है। पूरे वर्ष की अपेक्षा यह बीमारी गर्मी के मौसम में अधिक तीव्र गति से फैलती हुई देखी जा सकती है। साधारणतः यह देखा गया है कि शूकर में विषाणु के प्रविष्ट होने के 2 से 12 दिन में जानवर बीमारी के लक्षण प्रदर्शित करने लगता है। यह सभी उम्र के छोटे–बड़े जानवरों में देखी जा सकती है। इस रोग में मिलने वाले मुख्य लक्षण बुखार आना, आँख से कीचड़ आना, आँख की पलकों का चिपकना, नाक स्त्राव आना, पीले रंग की उल्टी आना, दस्त लगना, भूख न लगना, लड़खड़ाकर चलना आदि हैं। इसके अलावा चमड़ी में लालपन, कान, नथुने व पेट पर चिट बनना आदि भी गंभीर अवस्था में देखे जा सकते हैं। इस बीमारी में जन्म की अपेक्षा मृत्यु दर अधिक है। मृत्यु मुख्यतः 5 से 20 दिन में होती है। मृत्यु दर बड़े शूकरों की अपेक्षा छोटे शूकरों में अधिक है। साथ ही जो शूकर कमजोर होते हैं, जिसका रख–रखाव ठीक नहीं होता है, कृमि अथवा अन्य बीमारी से पीड़ित हों, तो मृत्यु दर और अधिक बढ़ जाती है। बीमार पशु के मृत शरीर को खोलने पर सेप्टीसीमित (लालीपन) समस्त आन्तरिक अंगों में देखा जा सकता है। अतः शूकरों में इस प्रकार के लक्षण आने पर तुरन्त नजदीक के पशु चिकित्सक से सलाह लेना उचित होता है, क्योंकि इस रोग में लक्षण के उत्पन्न होने के 2–3 दिन उपरान्त उपचार करने पर रोग पर उपचार का कोई असर नहीं होता है।

शूकरों में इस रोग के रोकथाम के लिये टीकाकरण एक बहुत अच्छा उपाय है। शूकरों में हॉग कॉलरा के टीके हर साल लगवाने से इस रोग की रोकथाम आसानी से की जा सकती है। इस हेतु टीका द्रव्य की 1 मि.ली. मात्रा सूचिभेद द्वारा जानवर को लगाई जा सकती है। एवं टीकाकृत मादा शूकर के नवजात बच्चे माँ का दूध पीने से 1–2 माह तक इस रोग से बच सकते हैं। रोग से बचाव का दूसरा उपाय सफाई व शूकरों के ठीक से रख–रखाव से भी किया जा सकता है। इसके तहत बीमार पशु को तुरन्त अन्य स्वस्थ जानवरों से अलग कर कहीं दूर रखना, उसके मल–मूत्र को कहीं दूर ले जाकर जमीन में नष्ट करना एवं स्वस्थ पशुओं के दाना–पानी से नहीं मिलने देना व गारबेज (रसोई का कच्चा सामान) को पकाकर खिलाने से भी इस रोग के बचाव में सहायता मिलती है। एक अन्य बात ध्यान देने योग्य है कि उस स्थान से जहाँ बीमारी फैल रही हो, न तो किसी शूकर को लाकर अपने पालतू जानवरों में मिलाना चाहिये और न ही वहां से शूकर का मांस लाया जावे। इससे आपके जानवरों में बीमारी होने का अंदेश रहेगा।

## मुँहपका एवं खुरपका रोग

इसको एफ.एम.डी. के नाम से भी जाना जाता है। यह बीमारी विभाजित खुर वाले पशुओं में होती है, जिसके अन्तर्गत यह शूकरों में भी तेजी के साथ फैलने वाली बीमारी है। इस बीमारी में मृत्यु दर कम है एवं अधिकांशतः कम उम्र के शूकरों में ही मृत्यु देखी जा सकती है। इस रोग के विषाणु, बीमार पशु से स्वस्थ पशुओं में मुख्यतः सांस या खाने–पीने के द्वारा शरीर में पहुँचते हैं। इस रोग में मिलने वाले मुख्य लक्षण मुँह, गुहा एवं खुरों के विभाजित मध्यभाग में फफोले पड़ता है। कुछ समय बाद यह फफोले फूट कर काले में बदल जाते हैं, जो कि जीभ, मसूड़े गाल (अन्दर की ओर) होंठ एवं नथुने में आसानी से देखे जा सकते हैं, जिसके कारण मुँह से लार गिरना, दाना न चबा पाना आदि लक्षण देखे जा सकते हैं। बीमार शूकर के विभाजित खुरों के मध्य फफोले पड़ सकते हैं, जिसके कारण पशु का लंगड़ाना एवं कभी–कभी तो सम्पूर्ण खुर का पैर से टूटकर गिर जाना भी देखा जा सकता है जो कि बड़े शूकरों की अपेक्षा छोटे शूकरों में आसानी से देखा जा सकता है। इस बीमारी से शूकरों में होने वाली मृत्यु दर 5 से 10 प्रतिशत है।

इस बीमारी का कोई प्रभावशील इलाज नहीं है। लक्षण के अनुसार बीमार पशु का इलाज खुर में पट्टी बंधन एवं मुँह में पाये जाने वाले छालों में ग्लिसरीन लगाकर किया जाता है। यह एक छूत की बीमारी है। इसकी रोकथाम के लिये बीमार पशु को अन्य स्वस्थ पशुओं से अलग दूर रखना चाहिये। शूकरों में इस बीमारी की रोकथाम हेतु आमतौर पर टीकाकरण नहीं किया जाता है। परन्तु आवश्यकता पड़ने पर गाय, बैलों में लगाये जाने वाले टीके का इस्तेमाल शूकरों में भी किया जा सकता है।

## वायरस निमोनिया

यह भी विषाणु द्वारा होने वाला घातक रोग है। इसमें भी मृत्यु एवं बीमारी की दर काफी अधिक होती है। यह हवा के माध्यम से तेजी के साथ फैलने वाला रोग है। इस रोग में मुख्य तौर पर निमोनिया के लक्षण, जैसे ज्वर का आना, नाक से स्त्राव आना, जानवर का सुस्त रहना, खांसना, सांस लेने में तकलीफ होना इत्यादि हैं। इसमें शूकरों का शारीरिक वजन काफी घट जाता है तथा उनकी बढ़ोत्तरी भी कम हो जाती है। इस बीमारी का प्रभावशाली मुख्य इलाज तो नहीं है परन्तु बीमार पशु को एन्टीबायोटिक का सूचिभेद या गोली खिलाने से अन्य जीवाणु रोगों से बचाया जा सकता है। साफ–सफाई एवं अच्छे रख–रखाव से भी बीमारी की रोकथाम की जा सकती है। इस बीमारी की रोकथाम हेतु कोई भी टीका उपलब्ध नहीं है।

## इन्फ्लूएन्जा

इस रोग को स्वाइन फ्लू के नाम से भी जाना जाता है। यह विषाणुओं एवं जीवाणुओं के मिश्रण से होने वाला संक्रामक रोग है। यह मुख्यतः बरसात एवं ठंड के मौसम में

अधिक तीव्र गति से फैलने वाला रोग है। इसमें बीमार पशु 2 से 7 दिन में लक्षण प्रदर्शित करने लगता है। इस बीमारी के मुख्य लक्षण बुखार आना, भूख न लगना, खांसी आना, आँख एवं नाक से स्त्राव आना, सांस लेने में तकलीफ होना इत्यादि हैं। इलाज हेतु एन्टीबायोटिक देने पर रोग पर कुछ हद तक काबू पाया जा सकता है। इस रोग के रोकथाम हेतु ऊपर बतलाये अनुसार सावधानियाँ बरतनी चाहिये।

## ट्रान्समिसिबल गेस्ट्रोइन्टेराइटिस

यह विषाणुओं द्वारा होने वाली छूत की बीमारी है, जो मुख्यतः शूकरों के छोटे बच्चों में मिलती है। हालांकि यह किसी भी उम्र में हो सकती है, पर कम उम्र वाले छोटे बच्चों में यह उग्र रूप में देखी जा सकती है। इसमें मृत्यु दर भी अधिक देखी गई है। यह बीमारी खाना व पानी के दूषित होने से फैलती है। इस बीमारी के मुख्य लक्षण भूख न लगना, उल्टी आना, सफेद रंग के दस्त लगना, शारीरिक वजन में गिरावट आना, शरीर में पानी की कमी होना इत्यादि हैं। इस बीमारी का मुख्य प्रभावशाली इलाज नहीं है, चूंकि इसमें मृत्यु बहुत जल्दी हो जाती है। अतः बीमार पशु का इलाज लक्षण आने के तुरन्त पश्चात् लक्षण के अनुसार किया जाना आवश्यक है। इसके रोकथाम के लिए टीके उपलब्ध न होने के कारण रख–रखाव व बीमार शूकरों को अलग रखने के उपाय, जो अन्य रोगों में सुझाये गये हैं, का पालन करना लाभदायक रहेगा।

शूकर पालकों को पुनः सलाह दी जाती है, कि यदि आपके पालतू शूकर यदि सुस्त होते हैं, खुराक में कमी आती है, शारीरिक वजन में कमी आती है या स्वस्थ पशु के विपरीत किसी भी प्रकार के लक्षण पशु में प्रदर्शित होते हैं, तो तुरन्त ही इस पशु को अन्य स्वस्थ पशुओं से अलग करना चाहिये एवं अविलम्ब ही नजदीक के पशुचिकित्सक से सलाह लेना चाहिये। साथ ही संक्रामक रोगों में जहाँ टीके उपलब्ध हैं, उनसे नियमित टीकाकरण किया जाना चाहिये, क्योंकि कई संक्रामक रोगों में या तो प्रभावशील उपचार नहीं है या संक्रामक रोगों का विस्तार इतना तीव्र गति से होता है कि समुचित उपचार के पूर्व ही काफी पशु धन की हानि हो जाती है।

## शूकर रोगों की रोकथाम एवं सामान्य उपचार

भारतीय पौराणिक कथाओं में उल्लेख है कि हिरण्याक्ष नामक दैत्य के अत्याचारों के कारण पृथ्वी पर हाहाकार मच गया था और मानव जाति के जीवन–मरण का प्रश्न उपस्थित हो गया था, तब ईश्वर ने वाराह रूप धारण कर उस राक्षस को मारकर मानव जाति को मुक्ति दिलाई थी, और पृथ्वी पर सुख, समृद्धि और शांति स्थापित की थी। आज भी विश्व की बढ़ती हुई जनसंख्या के परिणामस्वरूप उत्पन्न गरीबी एवं कुपोषण रूपी राक्षस को नष्ट करने के लिये वाराह अवतार का द्योतक शूकर काफी कुछ स्थिति तक सक्षम है। शूकर

पालन व्यवसाय वर्तमान स्थिति में मूल रूप से उन व्यक्तियों के हाथ में है जो गरीबी की सीमा रेखा से भी नीचे हैं। आज की स्थिति में यह व्यवसाय काफी बिखरी हुई स्थिति में है, जिसका मुख्य कारण है शूकर उत्पादों में जनसाधारण के रूझान के कमी। शूकर पशु से उत्पाद के रूप में मांस और बाल प्राप्त हैं परन्तु इनसे उत्पादक को जो आर्थिक लाभ होना चाहिये, वह नही हो पाता। इस व्यवसाय को वैज्ञानिक ढंग से अपनाने पर यह एक तरफ तो मांस के रूप में कुपोषण की समस्या हल करने में सक्षम है, तो दूसरी तरफ उत्पादन की आर्थिक स्थिति को मजबूत बनाकर देश की गरीबी उन्मूलन में मदद करता है। यह एक निर्विवाद सत्य है कि स्वच्छ एवं रोगमुक्त वातावरण में शूकर पशुओं को पालकर ही उनसे उच्च गुणवत्ताधारक अधिकतम उत्पाद प्राप्त किये जा सकते हैं और परिणामस्वरूप अधिकतम लाभ कमाया जा सकता है। अतः यह सत्य निरूपित होता है कि शूकर पशुओं को स्वस्थ रखने के लिये उनके रोगों की रोकथाम के उपाय एवं उपचार की जानकारी अत्यन्त आवश्यक है। वैज्ञानिक दृष्टि से शूकर स्वास्थ्य समस्याओं एवं रोगों को निम्नलिखित खण्डों में बांट सकते हैं :

- दूध पीते शूकर बच्चों की स्वास्थ्य समस्यायें व उनके उपचार।
- शूकर पशुओं की सामान्य रोग स्थितियाँ एवं उनके उपचार।
- आन्तरिक परजीवी व उनका उपचार।
- बाह्य, परजीवी व उनका उपचार।
- महत्वपूर्ण शूकर रोगों से बचाव के लिए टीकाकरण कार्यक्रम।
- रोगों से बचाव एवं रोकथाम के उपाय।

## शूकर के परजीवी एवं परजीवी रोग

जिस प्रकार मनुष्य, पक्षी एवं अन्य पशुओं में परजीवी पाए जाते हैं, उसी प्रकार शूकर में भी विभिन्न जातियों के परजीवी कृमि बहुतायत से मिलते हैं। यह कृमि शूकर के शरीर में कई अंगों में मिलते हैं। यह विशेषकर यह मांसों में रहतें हैं। यह परजीवी कृमि दो प्रकार के होते हैं – (1) गोल कृमि एवं (2) चपटे कृमि।

## गोल कृमि

इस जाति के परजीवी, जैसा कि नाम दर्शाता है, आकार में गोल रहते हैं व अपनी जाति के अनुसार या तो छोटे या काफी बड़े करीब 1 फीट तक पाये जाते हैं।

शूकर के गोल परजीवी में अत्यधिक हानिकारक कृमि एसकेरिस है। वह काफी बड़ा सामान्यतया 6 से 8 इंच तक रहते हैं। शूकर में इसे कृमि पटार बीमारी कहते हैं। इस

व्याधि को शूकर रंगने में पानी में या पानी में इसके सूक्ष्म अण्डे ग्रहण करने से ले लेते हैं। कृमि के अण्डे अत्यन्त सूक्ष्म रहते हैं एवं शूकर काफी बड़ी संख्या में इन्हें अपने भोजन में अनजाने में ग्रहण कर लेते हैं। इन्हीं अण्डों में से छोटा शिशु कृमि उपजता है व शूकर की आंतों में पनपता है। जब यह कृमि काफी बड़ा हो जाता है, तब मादा कृमि हजारों की संख्या में अण्डे देती है, जो शूकर के मल के साथ बाहर आ जाते हैं और दूसरे स्वस्थ शूकर इन अण्डों को खाने से रोगग्रसित हो जाते हैं।

यह परजीवी कभी–कभी आँतों में इतनी ज्यादा संख्या में होते हैं कि आँत में रुकावट कर देते हैं। रोगग्रसित शूकर दुबला हो जाता है, उसकी बढ़त रूक जाती है एवं खांसी व निमोनिया हो जाता है। उसे भोजन हजम नहीं होता, मल पतला होता है एवं पेट में दर्द रहता है। छोटे शूकर कभी–कभी इस बीमारी को सहन नहीं कर पाते एवं मर जाते हैं। इस बीमारी में पशु का यकृत बेकार हो जाता है एवं पशु की क्षमताएं कमजोर हो जाती हैं। एसकेरिस कृमि के अलावा भी शूकर में कई अन्य जातियों के गोल कृमि रहते हैं जो पेट आँतों, गुरदे व फेफड़ों में पाये जाते हैं। यह सभी कृमि भारत में बहुतायत से शूकर में पाए जाते हैं व कभी–कभी गंभीर व्याधि पैदा करते हैं। इनमें से गुरदे का कृमि मध्य प्रदेश शूकर में काफी तादाद में पाया जाता है।

गोल कृमि की बीमारी से शूकर को बचाने के लिए शूकर को अत्यन्त सफाई से रखना चाहिए। उसके खाने व भोजन में किसी कृमि के अण्ड़े नहीं हों, इसका विशेष ध्यान रखना चाहिए। रोगग्रस्त शूकर के मल को भली–भाँति कहीं दूर जमीन में गड्ढा खोदकर जमा करना चाहिए, जिससे कृमि के अण्डे मर जायें। जहाँ शूकर को रखा जाए, उस स्थान से मल–मूत्र की नियमित सफाई करनी चाहिए।

अगर शूकर गोल कृमि रोग से ग्रसित हो तो उनको स्वस्थ पशु से अलग रखकर किसी पशु चिकित्सक की सलाह से उपचार करना चाहिए। इन कृमियों के सफल उपचार में पिपराजीन साइट्रेट या पिपराचीन एडीवेट दवाएं शूकर के आहार में 100–300 मिली ग्राम प्रत्येक किलो वजन के अनुसार दी जाती है एवं इससे भी काफी सन्तोषजनक उपचार किया जा सकता है।

शूकर का एसकेरिस कृमि इसलिए भी अत्यन्त महत्वपूर्ण है कि यह गोल कृमि मनुष्यों में भी बहुतायत से पाया जाता है, विशेषकर बच्चों में अतः शूकर से मनुष्यों में भी यह बीमारी फैलने का खतरा बना रहता है।

## चपेट कृमि

इस श्रेणी के कृमि चपटे रहते हैं, या तो यह कृमि पत्ती जैसे चपटे रहते हैं या फीते जैसे लम्बे और चपटे रहते हैं। यह कृमि नियमस्वरूप आँतों में ही पाए जाते हैं। परन्तु इनकी

एक जाति रक्त कोशिकाओं में भी मिलती है। सामान्यतः चपटे कृमि शूकर में अधिक नुकसान नहीं करते, सिर्फ रक्त कोशिकाओं के चपटे कृमि आँतों में एवं यकृत में विकार करते हैं।

शूकर की भांति फीते जैसे चपटे कृमि, जिन्हें सिस्टोड कहते हैं, मनुष्य एवं कुत्तों में भी पाए जाते हैं। मनुष्य में पाए जाने वाले एक फीते कृमि टीनिया सोलियम की लाखा (शिशु कृमि) शूकर के मांस में पनपती है। जब मनुष्य ऐसे शूकर का मांस खाता है जिसमें इसकी लारवा (पोर्क मीसल) रहती है जो मनुष्य में इस फीते कृमि का रोग हो जाता है। यह लारवा शूकर के मांस में छोटे–छोटे गोली के बराबर या कुछ बड़े, सफेद, रंग के रहते हैं। अतः शूकर पालकों को सावधानी रखनी चाहिए कि रोगग्रसित मांस विशेषकर हृदय, जीभ, भुजा, जांघ वाले, जहाँ यह लारवा अधिक संख्या में हो सकती है, अच्छी तरह जाँच–परख कर ही मनुष्यों को खाने के लिए उपलब्ध करें।

इसी प्रकार कुत्ते में पाए जाने वाले एक फीता कृमि की लारवा शूकर में पाई जाती है। इसे हाइड्रेटिड कहते हैं। यह लारवा काफी बड़े आकार की फोड़े की भांति दिखलाई देती है जिसमें पानी भरा रहता है, यह लारवा शूकर के किसी भी अंग में पनप सकती है, परन्तु विशेषकर यह यकृत, फेफड़े व गुरदे पर दिखलाई देती है। इन्हें आसानी से शूकर को मारने के बाद इन अंगों पर देखा जाता है। यह लारवा स्टेज, मनुष्यों में विशेषकर बच्चों में भी पाई जाती है। अतः विशेषकर यह सावधानी रखनी चाहिए कि शूकर का मांस आदि बेचते समय ऐसे फोड़ों को, जो वास्तव में फीते कृमि के लारवा या शिशु कृमि रहते हैं, काट कर फिनायल आदि किसी द्रव्य में डाल दें व बाद में उन्हें गाड़ दें या कहीं ऐसी जगह फेकें जहाँ से कोई भी अन्य जानवर विशेषकर कुत्ता आदि उसे नहीं खा पाए।

इस प्रकार हम देखते हैं कि शूकर के परजीवी कृमि का बहुत महत्व है एवं कुछ कृमि शूकर से मनुष्यों में भी रोग फैला सकते हैं। ऐसे कृमियों में एसकेरिस, फेसियालाप्सिस, ग्रेस्टोडिसकाइडिस, टीनिया, ट्राइकेनिला प्रमुख हैं।

सभी प्रकार के परजीवी कृमि की रोकथाम के लिए उत्तम सफाई सबसे महत्वपूर्ण है। सदा शूकर के मल–मूत्र का निष्कासन सावधानी से ऐसे स्थान पर करना चाहिए जहाँ शूकर का भोजन भी सफाई से दिया जाए जिससे वे परजीवी के अण्डे आदि ग्रहण नहीं कर पाएं। यह सब करने से शूकर पालक को स्वस्थ शूकर से लाभ ही होगा व पशु सामान्य गति से अपना वजन भी बढ़ा पाएगा।

उपरोक्त परजीवी–कृषि के अलावा शूकर में कुछ परजीवी ऐसे भी होते हैं जो शरीर के अन्दर नहीं, शरीर के ऊपर बाहर रहते हैं व सूअर का रक्त चूसते हैं। इनमें सूअर पर पाई जाने वाली जूँ एवं जोंक (किल्लियाँ) विशेष महत्व रखती हैं। इनकी व्याधि से शूकर बेचैन रहते हैं व सो नहीं पाते, अपने शरीर को दीवार से रगड़ते रहते हैं। इनसे बचाव के लिए एक बार फिर सफाई की ओर विशेष ध्यान रखना चाहिए एवं इन्हें समय–समय पर शूकर के शरीर से किसी कड़े ब्रश के द्वारा निकालना चाहिए। अगर जूँ अधिक तादाद में शूकर

के शरीर के ऊपर हों, तो उन्हें पशु चिकित्सक की सलाह से नष्ट करना लाभप्रद है। इसके लिए मुख्य रूप से डी.डी.टी. अथवा गेमेक्सीन का उपयोग किया जाता है। यह कीटनाशक औषधि जूँ तो मारेंगी ही, साथ ही इससे जूँ के अण्डे जो शूकर के बालों में चिपके रहते हैं, नष्ट हो जायेगें।

**मध्य प्रदेश में शूकर के सामान्यतया पाये जाने वाले परजीवी**

| क्रमांक | परजीवी का नाम | अंग जहाँ पाया जाता है |
|---|---|---|
| 1. | फेसियोलाप्सिस | छोटी आँत |
| 2. | गेस्ट्रोडिसकाइडिस | बड़ी आँत (सीकम) |
| 3. | सिस्टोसोमा | रक्त नलिकाएं |
| 4. | ऐसेकेरिस | छोटी आंत |
| 5. | स्टेफेन्यूरस | गुरदे, मूत्र नलिका |
| 6. | इसोफेगोस्टोमग | बड़ी आंत |
| 7. | सिस्टीसरकस (शिशु कृमि) | मांस (गले, जीभ, जांघ आदि का) |
| 8. | मेटाइस्ट्रंगइलस | फेफड़े |
| 9. | हाइडेटिडसिस्ट | यकृत, फेफड़ा, गुरदा आदि |
| 10. | काक्सीडिया | टाँत |
| 11. | वेलेटीडिम | बड़ी आँत |

❏❏❏

अध्याय 9

# शूकर पालन व्यवसाय, लाभ–हानि एवं विवेचना

छोटे–छोटे कृषक, विशेषकर कमजोर वर्ग की आर्थिक उन्नति के लिए खेती पूरे वर्ष का लाभदायक व्यवसाय नहीं बन सकता। खेती के साथ पशुपालन को जोड़ना होगा। ध्यान इस बात का रखना होगा कि पशुपालन की वही इकाई को विकसित करने में सहयोग दिया जाये जिसमें उनके पुश्तैनी ज्ञान का लाभ उठाकर इस कमजोर वर्ग का जीवन–स्तर उठाया जा सके। इसमें इस वर्ग की अभिरुचि और भावनाओं का भी आदर हो सकेगा।

सदियों से चले आ रहे कमजोर वर्ग का शूकर पालन अभिन्न अंग रहा है। आदिवासियों का तो विशेषकर धार्मिक और सामाजिक संबंध रहा है। इस कारण यही एक ऐसा पशु है जो बहुत कम खर्च किये बगैर विशेष सेवा मांगे अपना जीवन प्रदान कर इस वर्ग के लोगों की आवश्यकता को ही पूरा नहीं करता रहा, वरन् उस गरीबी की हालत में पोषण तत्व देता रहा।

इस घरेलू व्यवसाय से उत्पादित होने वाले "बालों" को विदेश में बेचकर संबंधित व्यापारी वर्ग काफी लाभ कमा रहे हैं।

सब उपयोगिताओं के होते हुए इस जानवर की कुछ परिमितायें हैं जो कि निम्नलिखित हैं :

- मृत्यु दर : इस जानवर की मृत्यु दर प्रथम आठ सप्ताह तक (मादा) सूअर से बच्चों को अलग करने तक के अन्तराल पर 20–27 प्रतिशत देखी गई है। इसके मृत्यु के मुख्य कारण बच्चों का मादा सूअर के नीचे दब आना, निमोनिया, एन्टेरिजोज, गैस्ट्रोएन्टेरिवोज, खुरपका, मुँहपका रोग, सूअर ज्वर इत्यादि हैं।
- इस जानवर को यदि विष्ठा खाने को गन्दगियों में छोड़ दिया जाय तो वह हैजा, प्लेग, ठन्फेन्जा तथा सिस्ट आदि घातक रोगों को फैला सकता है।
- मस्तिष्क रोग के फैलाने में भी लोग इसे दोषी मानते हैं।
- अतः इस प्रकार हम देखते हैं कि इस जानवर के स्वास्थ्य का विशेष रूप से आठ सप्ताह तक ध्यान रखा जाय, इसको विष्ठा से दूर रखकर अन्य कोई भी पदार्थ खाने

के लिए दिया जाय एवं वैज्ञानिक तरीके से पालन किया जाय तो निश्चित रूप से यह निर्बल और सीमान्त किसान अपने सीमित साधनों से अपनी आमदनी बढ़ा सकते हैं, और यह देश के आर्थिक विकास में सहायक सिद्ध हो सकता है।

## शूकर पालन का भविष्य अच्छा क्यों?

1. एक बार में अधिक बच्चों का पैदा होना।
2. विभिन्न बीमारियों से रोग निरोधक क्षमता का होना।
3. अन्य प्रजातियों की तुलना में शूकर के बच्चों का मृत्यु दर कम होना।
4. शूकर द्वारा बेकार अनाज एवं चारे को कीमती मांस में परिवर्तन करना।
5. शूकर में भोजन को मांस में परिवर्तित करने की अधिक क्षमता का होना।
6. शूकरों की देखभाल में कम श्रम एवं पैसे की आवश्यकता।
7. शूकर पालन के प्रति सामाजिक अवधारणा में परिवर्तन।

❑❑❑

# References

1. दुबे, शिवचंद, 2003. पशु चिकित्सा विज्ञान शब्दावली कुछ सुझाव वेट एंड पेटए 7(1): 10-14.

2. तिवारी, राहुल, तिवारी, रूपसी एवं लाल, निरंजन, 2001. कैसे शुरू करें शूकर पालन, खेती (मार्च)

3. तनेजा, वी के एवं सिंह, अवतार, 1985. पशु अनुवांशिकी के सिद्धांत हरियाणा साहित्य अकादमी, चंडीगढ़, कुल पृष्ठ 184.

4. फादर कामिल बुल्के, 2001 अंग्रेजी हिंदी को ा एस चांद एंड कंपनी लि. नई दिल्ली, कुल पृष्ठ 890.

5. Anonymous. Report of the animal welfare board of India, Chennai

6. Axford RFE, Bishop SC, Nicholas FW and Owen JB. Breeding for disease resistance in farm animals, CABI Publishing UK, 2000; 418

7. Banerjee, GC. A textbook on animal husbandry, 1997; 7th Edn, Oxford Publishing Co. Pvt. Ltd, New Delhi.

8. Berman NN. Biotechnology for improvement of genetic resources of livestock and nutritive values of animal feed. QSN. Oct-Dec., 2004; 1(4).

9. Indian livestock census 19th, 2012. All India summary report livestock, poultry, agri, machinery, implements and fishery statistics, GOI, MOA, DAH & D, Krishi Bhavan, New Delhi.

10. Jabir, A and Shamim, A. Export Competitiveness of Indian meat industry. I.J. of Agricultural management, Conf. Special, 2001; 120-126.

11. Jakhmola, RC and Jain, RK. Sustainable animal production. Pointer pub., Jaipur, Raj. 2003; 398.

12. Joint FAO/WHO Codex secretariat for food standards program. (http://www.codexalimentarius.net)

13. Kumar, R and Chauhan, RS. A glossary for veterinarians. IBD Co., Lucknow, 2003; 477.

14. Mishra, SN and Sharma, RK. Livestock development in India. Vikas Pub. House Pvt. Ltd., 1990; 203.

15. Mohan, KV. Some lessons on animal experiments based on Indian experience. FAO newsletter, 1999; 8: 3-10.

16. Moris, C. Academic press dictionary of science and technology, Academic press, Ny, 1992; 2432.

17. Radostits, OM, Gay, CC, Blood DC and Hincheliff KW, Veterinary Medicine book, 2000; 877.

18. Ranjan, SK. Animal Nutrition and feeding practices in India, 2nd Ed., Vikas Pub House Pvt. Ltd; New Delhi, 1972; 350.

19. Reddy, DV. Applied Nutrition (Livestock, Poultry, Pets, Rabbits and Laboratory Animals). Oxford and IBH Publishing Co. Pvt. Ltd., 2009; 171-181.

20. Reddy DV. Principles of Animal Nutrition and Feed Technology, Oxford and IBH Publishing Co. Pvt. Ltd., 2007.

21. Jogi Sudhakar, G P, Lakhani and J S, Arora, 1999.

22. Singh, S.K and Pandey, A , M.V.Sc Thesis, 2005.

23. Rehman, A. Animal welfare: A perspective from developing countries global conference on Animal welfare, NOIE initiative, 2000.

24. Sahai, R and Vijh, RK. Domestic animal diversity conservation and sustainable development, 2000; SI Pub, Kernal.

25. Serma, A, Sarvana P and Selvakumar, AN. Sanitary and phytosanitary SPS measures of WTO implication for the Indian livestock sector. Livestock international. 2005; 9: 14-18.

26. Somani, LL. Dictionary of animal husbandry, 1989; 2: pages 287.

27. Taneja, VK. Handbook of animal husbandry, 2002; 3: Pages 1234.

28. West G. Black's veterinary dictionary, 16th Edn, JV Brothers, New Delhi.

29. Yadav, MP. Sanitary and phyto-sanitary requirements in livestock/livestock products trade. IVC- feature article. 2003; 1-7.

□□□